5

図説 DXAによる骨量測定
―腰椎と大腿骨近位部―

企画　公益財団法人 骨粗鬆症財団
監修　福永 仁夫
執筆　友光 達志　　曽根 照喜

ライフサイエンス出版

刊行によせて

　2012年現在、骨粗鬆症診療は新しい局面を迎えています。昨年末には『骨粗鬆症の予防と治療ガイドライン2011年版』(日本骨粗鬆症学会・日本骨代謝学会・骨粗鬆症財団)が作成され、今年度には「原発性骨粗鬆症の診断基準」(2012年度改訂版)が発表される予定です。また、エルデカルシトール(活性型ビタミンD_3誘導体)、新規ビスホスホネート(月1回投与製剤、注射薬)、テリパラチド(hPTH1-34)、odanacatib(カテプシンK阻害薬)、デノスマブ(ヒト型抗RANKLモノクローナル抗体)などの骨粗鬆症治療薬が新しく市販されたり、開発中であり、治療薬の選択の幅が広がっています。

　ガイドラインにおいても、診断基準においても、骨量測定は骨粗鬆症の臨床にきわめて重要な位置を占めています。特にDXA (dual-energy X-ray absorptiometry：二重エネルギーエックス線吸収測定法)による腰椎・大腿骨近位部の骨密度測定は、骨量測定の主流とみなされています。

　ISCD (International Society for Clinical Densitometry) 2007のOfficial Positionsによると、測定骨部位については「すべての患者で腰椎(PA)と大腿骨を測定すること」としています。そして、前腕骨測定は(1)大腿骨、腰椎の測定または評価が不能な患者、(2)副甲状腺機能亢進症の患者、(3)著明な肥満の患者(DXAテーブルの体重制限を超える)に限局するとしています。このように、国際的にも、腰椎、大腿骨近位部のDXAによる骨量測定が推奨されています。

　わが国での躯幹骨用DXA装置は1,800以上の施設に導入されているものと思われます。そのうち、大腿骨近位部の骨密度測定は、2008年老人保健健康増進等事業「大腿骨近位部骨密度測定に関するアンケート調査」(公益財団法人骨粗鬆症財団)によると、69%(596施設)で行われているに過ぎません。大腿骨近位部の骨量測定を行わない理由としては、(1)骨粗鬆症の診断は腰椎で十分、(2)手間がかかる、(3)測定精度が不良、などが挙げられています。また要望事項として、測定法に関する情報の提供が多くの施設から寄せられています。

　骨量測定は精度管理が重要であり、「より良い測定」を行うことが、骨粗鬆症の臨床に求められることは言を俟たないと思います。骨量測定を実際に担当するのは、多くは放射線技師の方達ですが、測定技術に関するトレーニングの機会は多くありません。そのため、骨粗鬆症財団は、「精度よくDXAにより骨量測定するための講習会」を全国で開催し、測定技術の向上に努めています。

　今回、骨量測定に長年にわたり従事し、豊富な経験を持ち、多数のDXAデータを取得している川崎医療短期大学　友光達志准教授と、骨粗鬆症臨床に造詣の深い川崎医科大学　曽根照喜教授に執筆をお願いしたところ、日頃の成果の蓄積をもとに短期間で上梓することができました。

　本書が、DXAによる骨量測定に携わる人達に役立つことを希望します。

2012年12月

川崎医科大学 学長　福永仁夫

序　文

　骨量測定は、エックス線写真での骨形態の測定値から骨量を推定する方法 (radiogrammetry)、エックス線写真の骨濃度を濃度計で測定する方法 (radiographic photodensitometry)、エックス線 CT を用いた方法 (quantitative computed tomography: QCT)、そして、超音波やエックス線を用いた骨量測定専用の装置へと発展してきた。

　現在広く普及している DXA (dual-energy X-ray absorptiometry) の先がけとなった SPA (single photon absorptiometry) は 1963 年に開発されている。一般のエックス線写真では、エックス線管の管電圧に相当する値を最高値としてエネルギーが分布するいわゆる多色エックス線が使われるため、線質硬化による誤差の影響が生じる。SPA では ^{125}I や ^{241}Am から放出される単一エネルギーを持ったガンマ線を利用することによって線質硬化の問題を解決した。ところが、SPA では軟部組織の影響を除去するために骨の周りを一定の厚さを持った水などの軟部組織等価物質で覆う必要がある。さらに、原理上、腸管ガスなどの空気が介在すると測定できないため、測定対象部位は前腕骨や踵骨などの末梢骨に限定される。そこで、腰椎や大腿骨近位部の測定をするために 2 種類のエネルギーを持ったガンマ線を利用した方法が開発され、その後、アイソトープに代わってエックス線管を利用した DXA へと発展した。DXA の登場により、測定時間の短縮、測定精度の向上、被曝線量の低減が得られ、アイソトープを用いた方法は DXA に置き換わった。DXA はその後、測定時間の短縮や画質の向上が図られ、現在では骨量測定の方法としてほぼ成熟した状態と考えられる。

　骨粗鬆症をはじめとする代謝性骨疾患では、骨量が減少して骨が脆くなり、日常生活動作程度の軽い外力でも骨折を起こすようになる。骨折予防のためには骨折を起こす前の段階で骨強度を評価し対策を講じる必要があるが、骨量測定は現在臨床現場で利用できる最も有用な骨強度評価法である。骨量測定法のなかでも特に腰椎と大腿骨近位部の DXA は、これまでの疫学調査や臨床試験で広く利用され、骨粗鬆症の診断基準や予防と治療のガイドラインでも gold standard の方法として位置づけられている。

　骨量は年余にわたってゆっくりと変化するため、その定量評価には高い精度が要求される。DXA はエックス線によるイメージングと定量解析にコンピュータ技術を巧みに組み合わせて、骨のミネラル量を測定する画期的な方法で、生体の定量検査のなかでは最も精度が高い。一方、その高い測定精度は担当者の測定技術によって担保されることも事実である。本書は実際に DXA を操作する診療放射線技師などを念頭に書かれた解説書であり、DXA による測定技術の向上に際しての一助となれば幸いである。

2012 年 12 月

川崎医科大学放射線医学(核医学)　曽根 照喜

本書の利用の仕方

　骨量測定は、骨粗鬆症診療に不可欠な検査として広く臨床に用いられています。しかし、その精度管理は十分とはいえないのが現状です。この背景には、どのようなスキャン方法および解析方法が選択されたとしても骨密度は算出されてしまうので、精度管理への配慮に欠けることがあると思われます。一般に、検査データが骨密度のように数値の場合、検査がどのようになされたかは問われず、数値が一人歩きをします。したがって、測定担当者の一人一人が精度管理に対する意識を持つことと、それを実践することが必要になります。

　本書は、具体的な症例を数多く提示することによって、測定の現場ですぐに役に立つ構成となっています。その内容は、骨量測定の「基礎編」と「測定技術編」に大きく分かれています。基礎編は、さらに「骨量測定の概要」と「DXA装置の概要と測定原理」に分かれています。前者では、骨量測定におけるDXAの位置付け、および現状のDXAによる骨量測定の再スキャン・再解析の比率などを記載しています。後者では、DXAの測定原理を主に記載しており、測定精度がばらつく原因を理解する上で重要な項目です。

　測定技術編では、測定対象部位として多くの施設で採用されている腰椎と大腿骨近位部を取り上げ、実際の検査手順に従って具体的に記載しています。

　「BMD値のQC (quality control)」の項では、ファントムによる装置のQCと、臨床で必要となる最小有意変化およびその算出の基となる測定精度を示しています。

　「検査内容の説明と安全管理」では、おざなりになりやすい検査前の確認や適応外の確認について実例を提示して説明しています。

　「腰椎の測定」および「大腿骨近位部の測定」では、それぞれ測定のための位置付け、スキャン、データ解析の順で記載しています。そこでは、正しい手順を示すとともに、再スキャンもしくは再解析の実施が必要な症例を提示し、問題箇所を明示するとともにその訂正方法を示しています。ただし、問題となるすべての種類の症例を提示することは不可能なため、代表的な症例のみを提示していますので、これに当てはまらない場合が生じてきます。このような時は、スキャンおよびデータ解析のそれぞれの項に記載しているチェック項目が守られているか否かで判断してください。

　「AHA/HSA解析」では、基本となるそれぞれの計算原理を示すとともに、幾何学的測定および構造力学的解析の臨床における測定データを示しています。また、測定時の体位が、骨量測定時よりも一層重要なことを、測定精度のデータを基に提示しています。

　最後に、本書が臨床の現場で活用され、より良いDXAによる骨量測定がなされる一助となれば幸いです。

2012年12月

川崎医療短期大学放射線技術科　友光 達志

目 次

刊行によせて
序文
本書の利用の仕方
略語一覧

■ 基礎編 （友光 達志）

I 骨量測定の概要
1. 骨の構造 …………………………………… 10
2. 骨量測定の歴史 …………………………… 11
3. 骨量測定法の種類と特徴 ………………… 12
4. 骨量測定装置の選択 ……………………… 13
5. 要再スキャン・要再解析率 ……………… 14

II DXA装置の概要と測定原理
1. 躯幹骨用DXA装置の測定部位 ………… 15
2. 躯幹骨用DXA装置の基本構成 ………… 16
3. 躯幹骨用DXA装置の変遷 ……………… 17
4. 第III世代DXA ……………………………… 18
5. 被曝線量 …………………………………… 19
6. 放射線の減弱 ……………………………… 20
7. SXAの原理 ………………………………… 21
8. DXAの原理 ………………………………… 22
9. 測定原理の概念 …………………………… 23
10. DXAにおける骨塩量の計算 …………… 24

■ 測定技術編 （友光 達志）

I BMD値のQC
1. BMD値のQC（quality control） ……… 28
2. 測定精度 …………………………………… 29
3. 最小有意変化（LSC） …………………… 30
4. 腰椎BMDと測定精度 …………………… 31

II 検査前の手順
1. 検査内容の説明と安全管理 ……………… 32
2. 患者情報の入力 …………………………… 35

III 腰椎の測定
1. 測定のための位置付け …………………… 36
2. スキャン …………………………………… 38
3. データ解析 ………………………………… 44

IV 大腿骨近位部の測定
1. 測定のための位置付け …………………… 54
2. スキャン …………………………………… 59
3. データ解析 ………………………………… 63

V AHA/HSA解析
1. AHA（advanced hip assessment） …… 75
2. HSA（hip structural analysis） ………… 76
3. 幾何学的測定 ……………………………… 77
4. 構造力学的解析 …………………………… 79

まとめ ………………………………………… 88

■ 骨粗鬆症の診断と治療 （曽根 照喜）

1. 骨粗鬆症の疫学 …………………………… 90
2. 骨粗鬆症の定義 …………………………… 91
3. 骨粗鬆症の病態 …………………………… 92
4. 骨粗鬆症でみられる骨折 ………………… 93
5. 骨粗鬆症の成因 …………………………… 94
6. 骨粗鬆症の臨床像 ………………………… 95
7. 骨粗鬆症の診断 …………………………… 96
8. 骨折リスクの総合的評価 ………………… 97
9. 骨粗鬆症の治療 …………………………… 98
10. 治療効果の評価 ………………………… 99

資料　原発性骨粗鬆症の診断基準
　　　（2012年度改訂版） ………………… 100

索引 ……………………………………………… 102

略語一覧

90% UCL	upper 90% confidence limit	90%信頼上限
95% CI	95% confidence interval	95%信頼区間
AHA	advanced hip assessment	
BMC	bone mineral content	骨塩量
BMD	bone mineral density	骨密度
CSA	cross sectional area	断面積
CSMI	cross sectional moment of inertia	断面2次モーメント
CV	coefficient of variation	変動係数
df	degree of freedom	自由度
DPA	dual photon absorptiometry	二重光子吸収測定法
DXA	dual-energy X-ray absorptiometry	二重エネルギーエックス線吸収測定法
FS	femoral shaft	大腿骨骨幹部
HAL	hip axis length	大腿骨頚部軸長
HSA	hip structural analysis	
IT	intertrochanter	転子間部
LSC	least significant change	最小有意変化
NN	narrow neck	大腿骨頚部最狭部
OR	odds ratio	オッズ比
pDXA	peripheral DXA	末梢骨 DXA
pQCT	peripheral QCT	末梢骨 QCT
QC	quality control	品質管理
QCT	quantitative computed tomography	定量的 CT 法
QUS	quantitative ultrasound	定量的超音波法
RA	radiographic absorptiometry	エックス線フィルム濃度測定法
RMS	root mean square	二乗平均平方根
ROI	region of interest	関心領域
SD	standard deviation	標準偏差
SPA	single photon absorptiometry	単一光子吸収測定法
SXA	single-energy X-ray absorptiometry	単一エネルギーエックス線吸収測定法
YAM	young adult mean	若年成人平均値

基礎編

- Ⅰ. 骨量測定の概要
- Ⅱ. DXA装置の概要と測定原理

基礎編 I　骨量測定の概要

1. 骨の構造

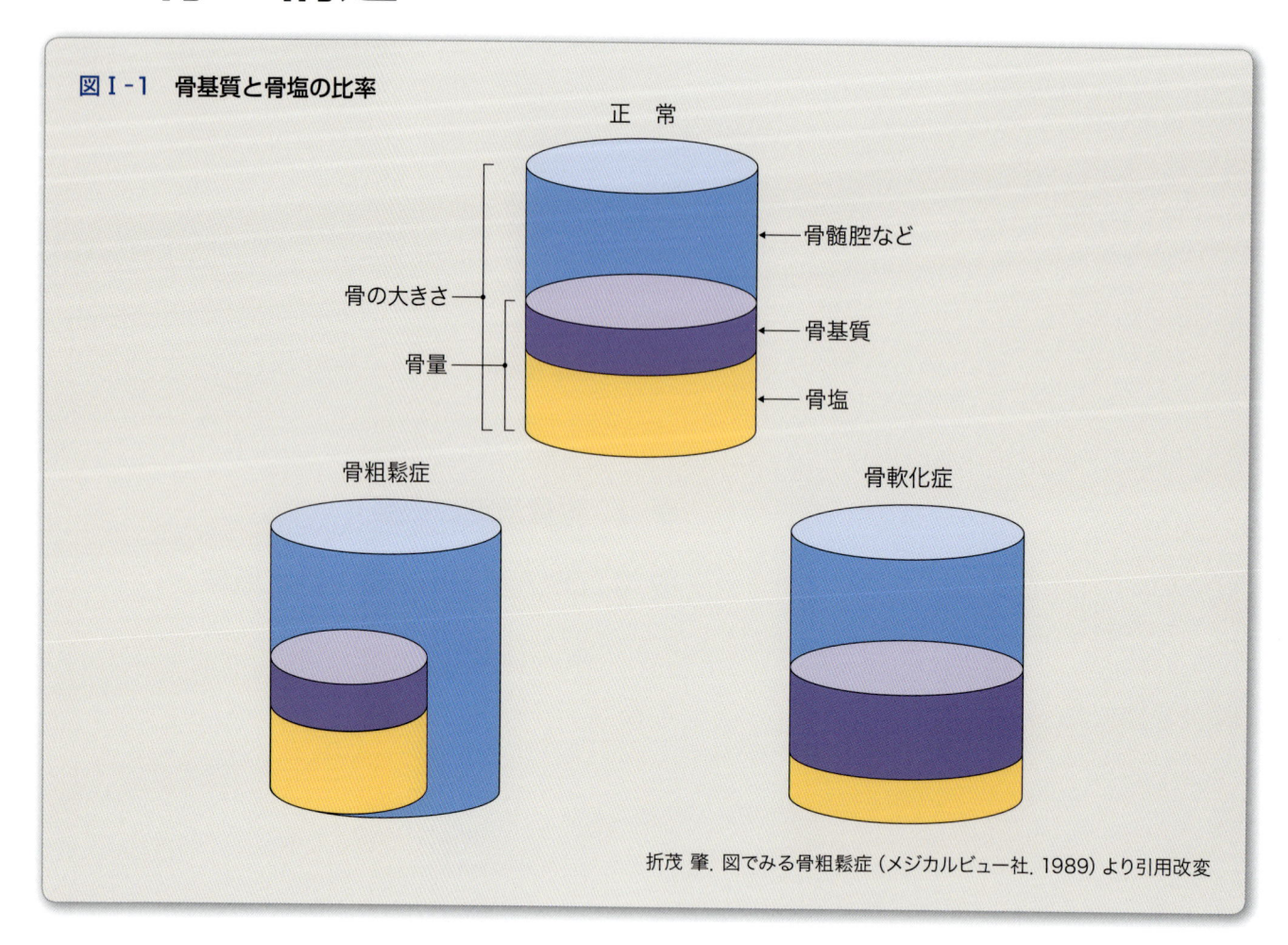

図 I-1　骨基質と骨塩の比率

折茂 肇. 図でみる骨粗鬆症（メジカルビュー社, 1989）より引用改変

● **骨基質と骨塩**

　骨の成分は、I型コラーゲンなどの蛋白成分が主体をなす有機成分（骨基質）と、カルシウムとリン酸の結晶（ハイドロキシアパタイト）の無機成分（骨塩、骨ミネラル）からなる。骨量は、骨基質と骨塩を合わせた量である。

　骨粗鬆症をはじめとする骨量減少を来す疾患では、骨基質と骨塩の比率が保たれている。それに対して骨軟化症では、骨量は変化しないが骨基質と骨塩の比率は大きく崩れ、骨基質に対して骨塩が減少するので、骨塩量は骨量に比例しない量となる（図 I-1）。

● **DXA は骨塩量を測定**

　DXA（dual-energy X-ray absorptiometry）による骨量測定は、エックス線の減弱に基づいているので、蛋白であるコラーゲンは軟部組織と同様の減弱を示すことから、その量を測定することはできない。したがって、DXA では骨塩量を測定していることになる。しかし、一般に骨基質と骨塩の比率は保たれまま骨量は増減するので、骨塩量は骨量に比例する量となる。

　DXA による測定では、骨塩量は BMC（bone mineral content）に相当し、骨量指標として用いられている BMC を骨面積で除した BMD（bone mineral density）とは異なる。しかし、骨量、骨塩量（骨ミネラル量）、骨密度は、ほぼ同義語として扱われている。

2. 骨量測定の歴史

図Ⅰ-2 骨量測定の歴史

1939	Radiographic Absorptiometry (RA) (Mack RB)
1960	Radiogrammetry (Vitama P)
1963	SPA (Cameron JR)
1964	骨萎縮度分類（腰椎）(Itami Y)、中性子放射化分析法 (Anderson J)
1966	^{137}Csと^{241}AmのDPA (Reed GW)
1970	骨萎縮度分類（大腿骨）(Singh YM)、^{153}GdのDPA (Mazess RB)
1973	コンプトン散乱法 (Garnett ES)
1976	SE-QCT (Ischerwood I)
1977	DE-QCT (Genant HK)
1980	RA (MD法) (Inoue T)
1984	QUS（ウェット型）(Langton CM)
1986	ガンマカメラ型DPA装置 (Tomomitsu T)
1987	DXA (Stein JA)
1988	pDXA装置 (Tomomitsu T)、RA (DIP法) (Hayashi Y)
1989	マイクロCT装置
1990	pQCT (McClean BA)、QUS法（ドライ型）
1991	RA (CXD法) (Matsumoto C)
1992	ファンビーム型DXA装置 (Fukunaga M)、SXA装置、QMR
1996	QUS装置（画像）(Roux C)

●定量的測定法の進歩

骨量測定の草創期は、エックス線フィルムをトレースして測定する方法（Mack RB）や、皮質骨厚を測定し、その菲薄化の程度から骨量減少を推定する方法（Vitama P）などが行われた。Cameron JRらによって1963年にSPA (single photon absorptiometry) が発表され、実質的にはこれが今日の骨量測定の始まりである。この方法は、^{125}Iや^{241}Amといった単一エネルギーの光子を放出する放射性同位元素を線源とした方法であり、1980年代まで骨量測定の主流をなしていた。

単一エネルギーによる測定法では腰椎や大腿骨といった躯幹骨の定量が不可能なため、これらの部位の測定が可能な測定法が望まれていた。1970年に^{153}Gdを線源としたスキャナー型のDPA (dual photon absorptiometry) 装置がMazess RBらによって発表された。そして、1987年に測定精度の向上と測定時間の短縮を可能とした、エックス線を線源としたDXA (dual-energy X-ray absorptiometry) 法がStein JAらによって発表された。初期のDXA装置はペンシルビーム、単一検出器の組み合せであったが、検査時間がより短縮されたファンビーム、多検出器型の組み合せに移行した。

ガンマ線やエックス線光子の減弱を利用した測定法が進歩している間に、RA (radiographic absorptiometry) は、MD (microdensitometry) の発表に始まり、CXD (computed X-ray densitometry)、DIP (digital image processing) などが相次いで発表された。また、診断用のCT装置を応用したQCT (quantitative computed tomography) や、低周波数の超音波を用いたQUS (quantitative ultrasound) も次々と発表された。

一方、腰椎と大腿骨の定性的な方法である骨萎縮度分類（1964年 Itami Y、1970年 Singh YM）は、これら定量的な測定法の進歩によって現在はその役割を終えたといえる。

3. 骨量測定法の種類と特徴

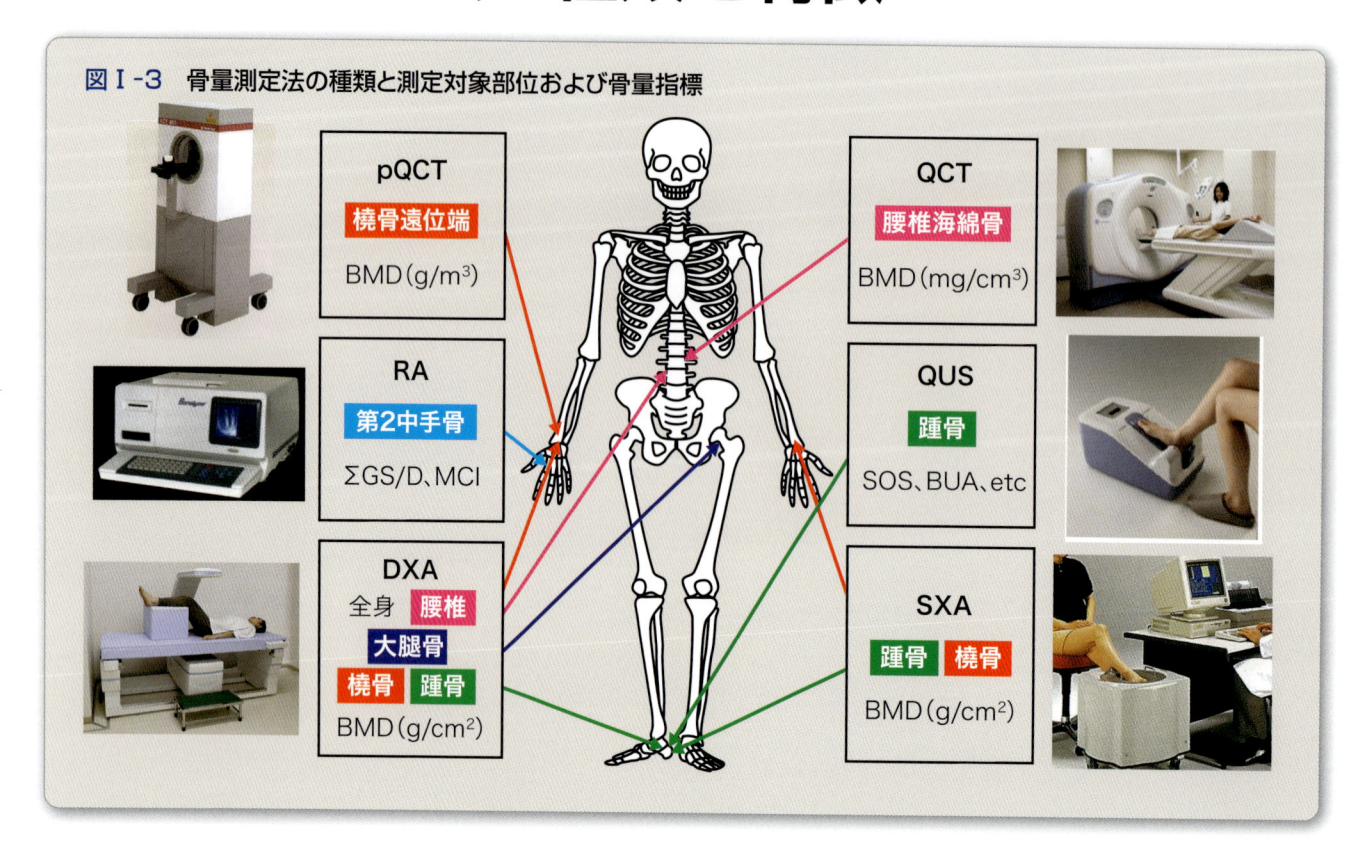

図I-3　骨量測定法の種類と測定対象部位および骨量指標

pQCT　橈骨遠位端　BMD(g/m³)
RA　第2中手骨　ΣGS/D、MCI
DXA　全身　腰椎　大腿骨　橈骨　踵骨　BMD(g/cm²)
QCT　腰椎海綿骨　BMD(mg/cm³)
QUS　踵骨　SOS、BUA、etc
SXA　踵骨　橈骨　BMD(g/cm²)

● QCT法、pQCT法

　QCT法は、第3腰椎を測定対象として診断用CT装置を用いて、基準となるQCTファントムと被検者を同時に撮像測定する方法である。本法では、ファントムの骨塩該当物質の密度と、被検者の海綿骨のハンスフィールドユニット（CT番号）から骨量が算出される。ファントムの骨塩該当物質は、初期には液体のリン酸二水素カリウムが用いられていたが、固体の炭酸カルシウムに移行し、現在ではハイドロキシアパタイトが用いられている。本法の特徴は、皮質骨と海綿骨を分離して測定できることと、BMDが面積密度（g/cm²）ではなく体積密度（mg/cm³）として求まることである。

　pQCT（peripheral QCT）は、末梢骨である橈骨を測定対象とし、QCTとは異なり骨量測定専用のCT装置で測定する。また、測定時に基準物質となるQCTファントムを必要としないこともQCTとは異なる。これは、エックス線を単色化しているからである。本法の特徴はQCTと同じである。

● RA、SXA

　RAは、第2中手骨を測定対象とした測定法で、同部と基準物質が撮影されたエックス線写真を試料とし、骨量を基準物質相当量として算出する測定法である。基準物質としては、アルミニウム階段もしくはスロープが用いられている。本法は、通常はRA専用装置で解析されるが、試料を解析センターに送付して解析する方法もある。つまり、エックス線撮影装置だけあれば、必ずしも専用解析装置を必要としないことが特徴である。

　SXA（single-energy X-ray absorptiometry）は橈骨や踵骨を測定対象とする測定法だが、対象部位を水で覆う煩わしさがあり、現在ではpDXA法に完全に移行した。

　DXA法の概要と原理については後述する。

4. 骨量測定装置の選択

図Ⅰ-4　骨量測定装置の条件

1. 臨床的に重要な部位の測定が可能なこと
   →骨折によるQOLの低下が著しい部位
2. 検出感度に優れる部位の測定が可能なこと
3. 経過観察に適した部位の測定が可能なこと
4. 測定精度に優れること
5. その他

↓

躯幹骨の測定が可能な装置

表Ⅰ-1　日本における骨量測定装置設置数

方　法	装置数
RA	865
SXA	1,088(7)*
DPA	6
躯幹骨DXA	2,238(12.1%)
末梢骨DXA	8,722
橈骨	8,302
踵骨	420
pQCT	63
QUS	5,560
合　計	18,542

骨粗鬆症財団調査. (2008年1月)
*（　）はSXAとQUSのハイブリッド装置

● 骨量測定装置の条件

　骨量測定装置の条件として4項目を示す（図Ⅰ-4）。まず、臨床的に重要な部位の測定が可能なこと、つまり骨折によるQOL (quality of life)の低下が著しい部位の測定が可能なことと言い換えることができる。骨粗鬆症に伴う脆弱性骨折を起こしやすい部位としては、椎体、大腿骨近位部、橈骨遠位端、上腕骨近位部などが挙げられる。これらのうち、最もQOLの低下が著しいのは大腿骨近位部骨折であり、次いで椎体骨折とされている。

● 測定対象部位

　検出感度と経過観察に優れる部位については、骨量の増減が顕著な部位がその条件に当てはまる。骨量の増減の基となる骨代謝回転は、皮質骨よりも海綿骨のほうが、末梢骨よりも躯幹骨のほうが大きいとされている。したがって、海綿骨の比率が高くしかも躯幹骨である腰椎や大腿骨近位部が測定対象として優れた部位となる。そして、測定精度については、定量法によって大差はなく、1～3％程度である。これらの諸条件を満足する測定装置は、腰椎と大腿骨近位部の測定が可能な躯幹骨用DXA装置である。

● 骨量測定装置の設置数

　本邦における骨量測定装置の設置数については、骨粗鬆症財団の調査では2008年1月現在18,000台を超えている（表Ⅰ-1）。しかし、躯幹骨用DXA装置は2,238台であり、全装置に対する比率は12.1％に過ぎない。今後、躯幹骨用DXA装置のさらなる普及が望まれる。

5. 要再スキャン・要再解析率

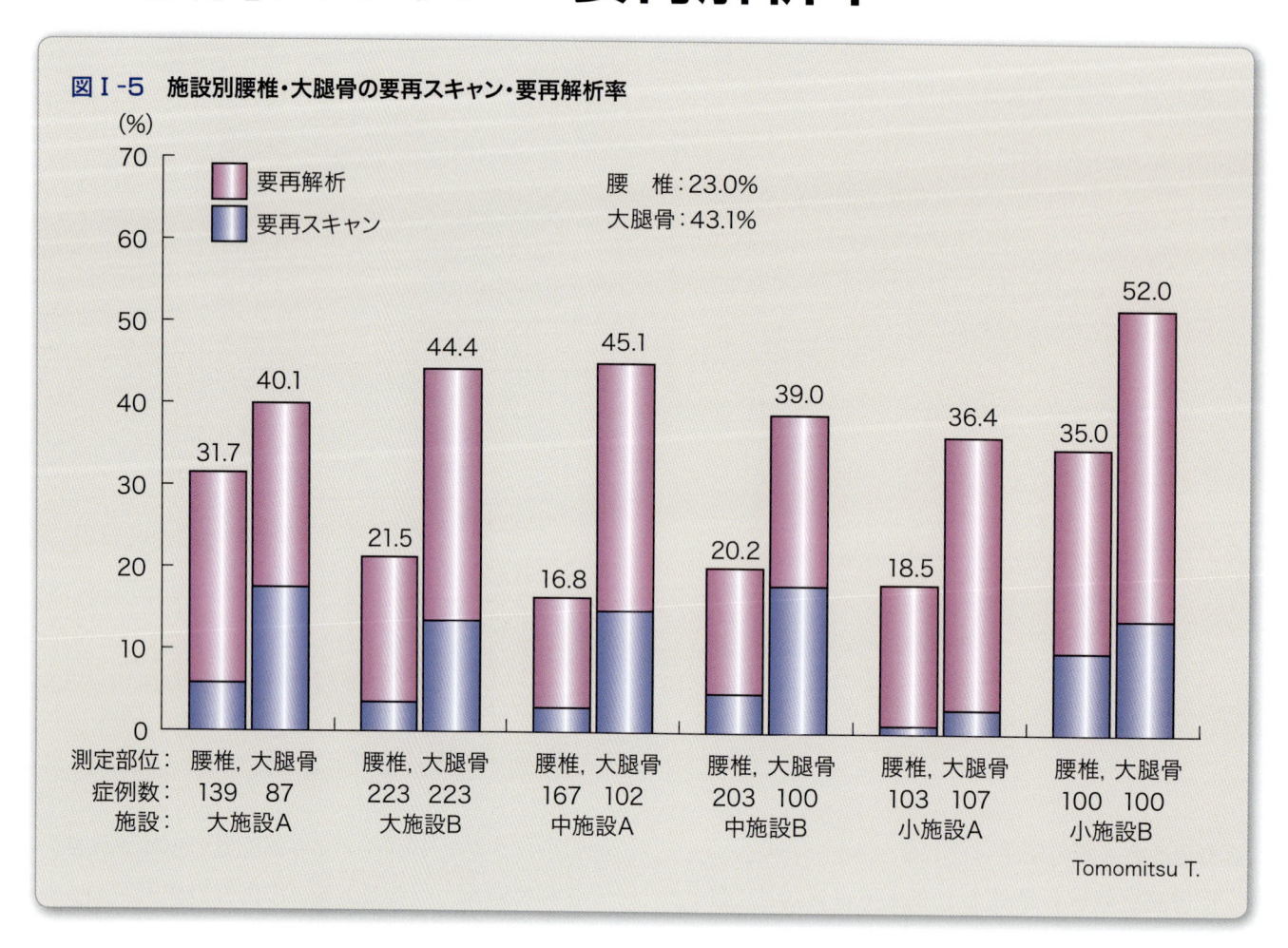

図I-5 施設別腰椎・大腿骨の要再スキャン・要再解析率

腰　椎：23.0%
大腿骨：43.1%

測定部位：	腰椎, 大腿骨	腰椎, 大腿骨	腰椎, 大腿骨	腰椎, 大腿骨	腰椎, 大腿骨	腰椎, 大腿骨
症例数：	139　87	223　223	167　102	203　100	103　107	100　100
施設：	大施設A	大施設B	中施設A	中施設B	小施設A	小施設B
合計(%)：	31.7　40.1	21.5　44.4	16.8　45.1	20.2　39.0	18.5　36.4	35.0　52.0

Tomomitsu T.

● **高い要再スキャン・要再解析率**

2010年に実施したDXA装置による骨量測定の実態調査のデータを示す（図I-5）。対象施設を①500床以上の大施設、②約300床の中施設、③100床未満の小施設の3群に分け、それぞれ2施設とし、1施設当たり100症例を目標として解析済みのDXAの測定データを収集した。そして、収集されたデータを、臨床試験の中央解析における判定基準を用いて、再スキャンおよび再解析の要、不要について判定したものである。

要再スキャン率、要再解析率は、どちらも腰椎よりも大腿骨のほうが高率であり、施設規模の違いによる差はほとんど認められない。要再スキャン率と要再解析率を比較すると、要再解析率のほうが高い。また、部位別では、要再スキャン率と要再解析率を合わせた比率は、腰椎（23.0%）よりも大腿骨（43.1%）のほうが高率である。いずれにせよ、要再スキャン率、要再解析率ともにかなりの高率である。

このように、DXA装置による骨量測定の十分なQC（quality control）は、多くの施設で実践されていないと想定される。

基礎編 Ⅱ　DXA装置の概要と測定原理

1. 躯幹骨用DXA装置の測定部位

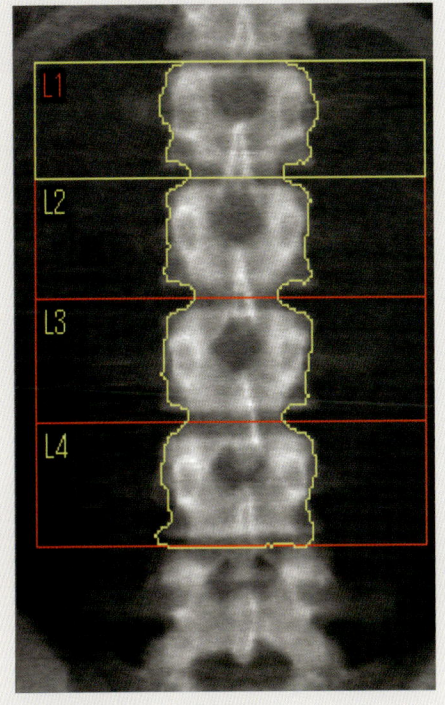

図Ⅱ-1　躯幹骨用DXAの画像

腰椎

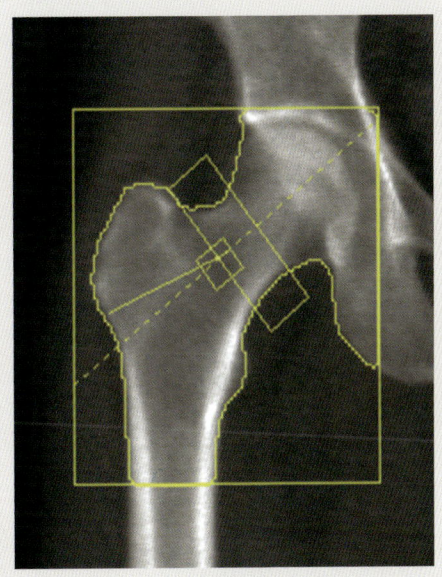

大腿骨近位部

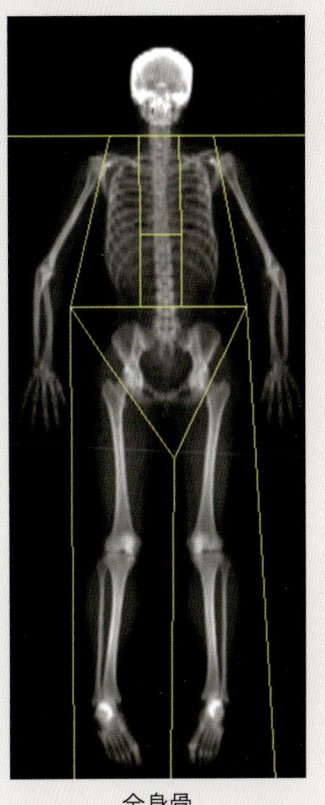

全身骨

● DXAによる測定部位の比率

　躯幹骨用DXA装置では、図Ⅱ-1に示すように腰椎、大腿骨近位部、全身骨などの測定が可能である。2011年度骨粗鬆症財団によるアンケート調査では、回答が得られた859施設うち腰椎は98.7％の施設で、大腿骨近位部は68.3％、全身骨は5.8％、その他の部位は0.5％の施設で測定されている。

　骨密度の主たる測定部位である腰椎は、第2～第4腰椎の値が、大腿骨近位部では大腿骨頚部とトータルの値が用いられている。

　全身骨の測定は、現状ではあまり行われていないが、骨密度のほかに脂肪量（fat mass）や除脂肪量（lean mass）といった体組成の測定も可能である。そして、それらの測定値は骨粗鬆症診療以外の分野で活用されつつある。

2. 躯幹骨用DXA装置の基本構成

図Ⅱ-2 躯幹骨用DXA装置の基本構成

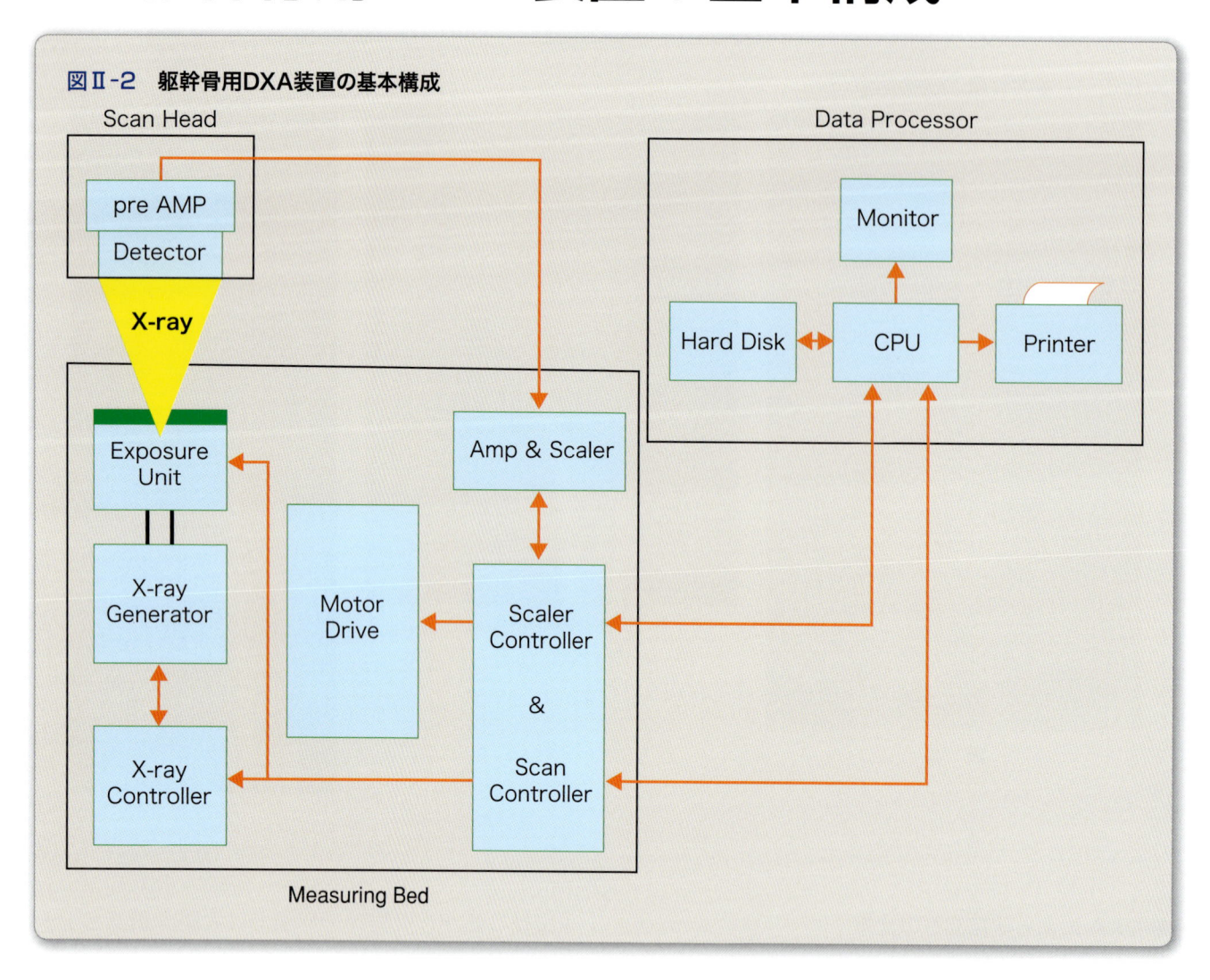

● 測定装置本体

　DXA装置の基本構成は、測定装置本体とデータ処理装置に分かれる。装置本体は、エックス線発生装置と検出器が180度対向して配置され、モータ駆動によって両者が同期してスキャンを行う機構となっている。エックス線は被検者の背中側から入射し、本体上部に組み込まれている検出器で測定される。検出器は、初期にはヨウ化ナトリウム・タリウム（NaI(Tl)）シンチレーション検出器が用いられていたが、現在ではタングステン酸カドミウム（CdWO$_4$）シンチレーション検出器もしくはテルル化カドミウム（CdTe）半導体検出器が用いられている。

● データ処理装置

　データ処理装置は、Microsoft WindowsをOSとしたコンピュータが主体であり、データ処理のみならず、装置本体の駆動の制御も行っている。また、DXA装置で測定された画像と測定値をDICOM（digital imaging and communication in medicine）データとして出力することが可能となり、PACS（picture archiving and communication system）や電子カルテへの活用が可能である。

3. 躯幹骨用DXA装置の変遷

図Ⅱ-3　躯幹骨用DXA装置の変遷と特徴（HOLOGIC）

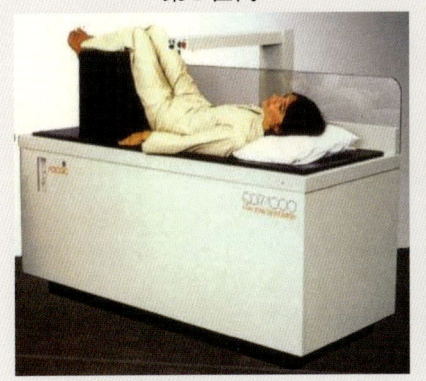

第Ⅰ世代
- Pencil beam
- Single detector
- 測定時間 5 分

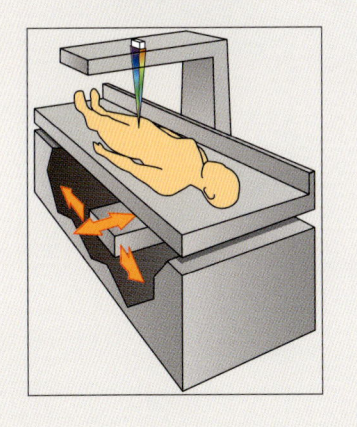

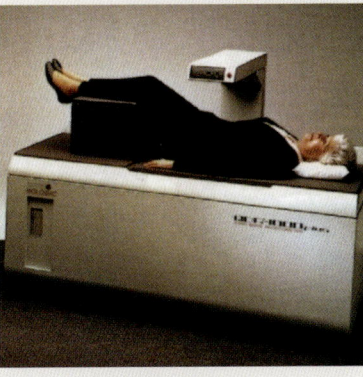

第Ⅱ世代
- Fan beam
- Multiple detector
- 測定時間 2 分

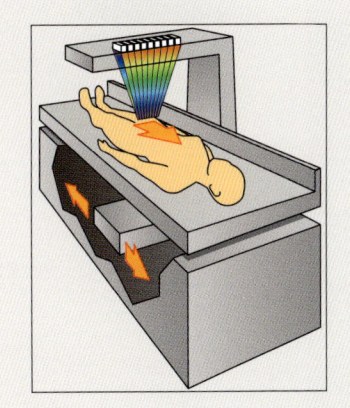

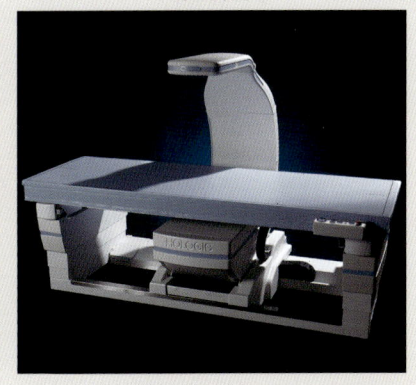

第Ⅲ世代
- Fan beam
- Multiple detector
- 測定時間最速 10 秒
- 仰臥位側面像が可能

● 世代でみるDXA装置

　躯幹骨用のDXA装置は、開発されて以来ハードウェア、ソフトウェアの両面で進歩をとげた。進歩の過程を診断用のCT装置になぞらえて世代分類すると、第Ⅰ世代、第Ⅱ世代、第Ⅲ世代に分けられる。開発当初の第Ⅰ世代は、エックス線の線錐は線状であり、検出器は単検出器であった。スキャンは、横方向と縦方向の組み合せで行われていた。測定時間は、腰椎で約5分を要した。

　第Ⅱ世代は、エックス線の線錐は一定の幅を有した扇状となり、検出器もそれに対応して多検出器となった。スキャンは、扇状の線錐が体軸と直角に設けられている装置では、縦方向（体軸方向）にのみ行われる。測定時間は、腰椎で約2分に短縮された。

　第Ⅲ世代は、エックス線発生装置と検出器がCアームの両端に取り付けられ、回転が可能となった。これにより、腰椎側面の骨量測定を仰臥位で行えるようになった。また、スキャンスピードが高速化され、測定時間は腰椎で約10秒に短縮された。

4. 第Ⅲ世代DXA

図Ⅱ-4 仰臥位での側面骨量測定（HOLOGIC）

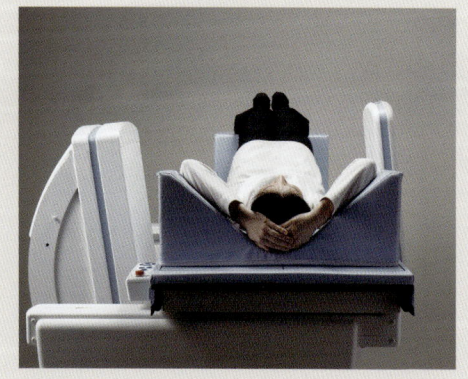

図Ⅱ-5 腰椎側面の定量

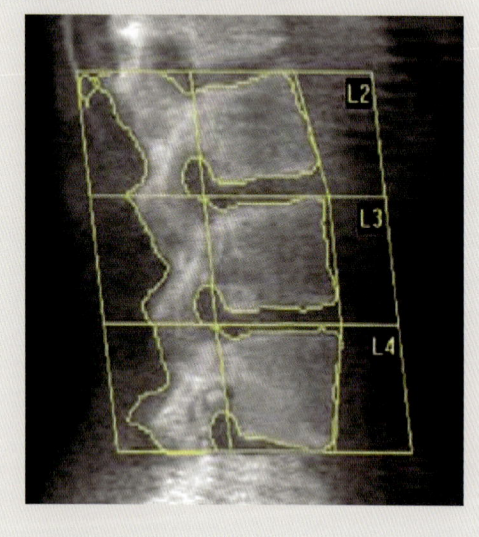

図Ⅱ-6 椎体の側面像

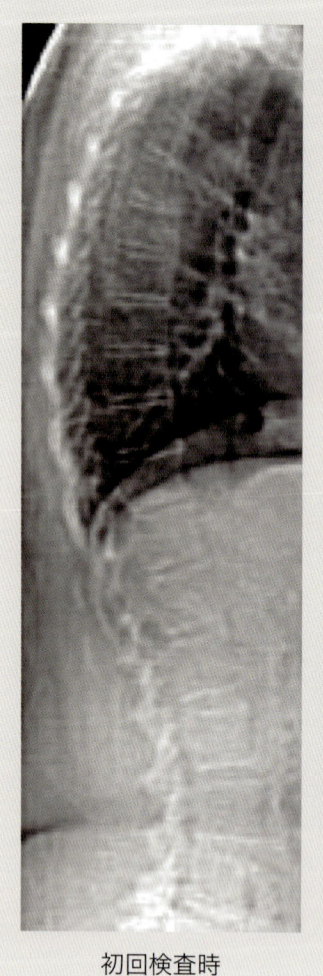

初回検査時　　　経過観察時

● 第Ⅲ世代DXA装置の特徴

　第Ⅱ世代までのDXA装置を用いた腰椎側面の骨量測定は、被検者を側臥位に位置付けて実施されていた。この測定法では体位の再現性に欠けるため、高精度の測定が困難であった。第Ⅲ世代DXA装置では、図Ⅱ-4に示すように腰椎側面の骨量測定を仰臥位で行えるため、体位の再現性が向上することによって測定精度が向上した。

　また、第Ⅲ世代DXA装置ではスリットスキャノグラフィの要領で第4腰椎から第4胸椎までスキャンすることによって、平行線錘で撮影された胸椎と腰椎の側面像を得ることが可能である。この方法は、IVA（instant vertebral assessment）もしくはLVA（lateral vertebral assessment）と呼ばれる方法で、取得された画像から視覚的に椎体骨折の有無を確認できる（図Ⅱ-6）。

5. 被曝線量

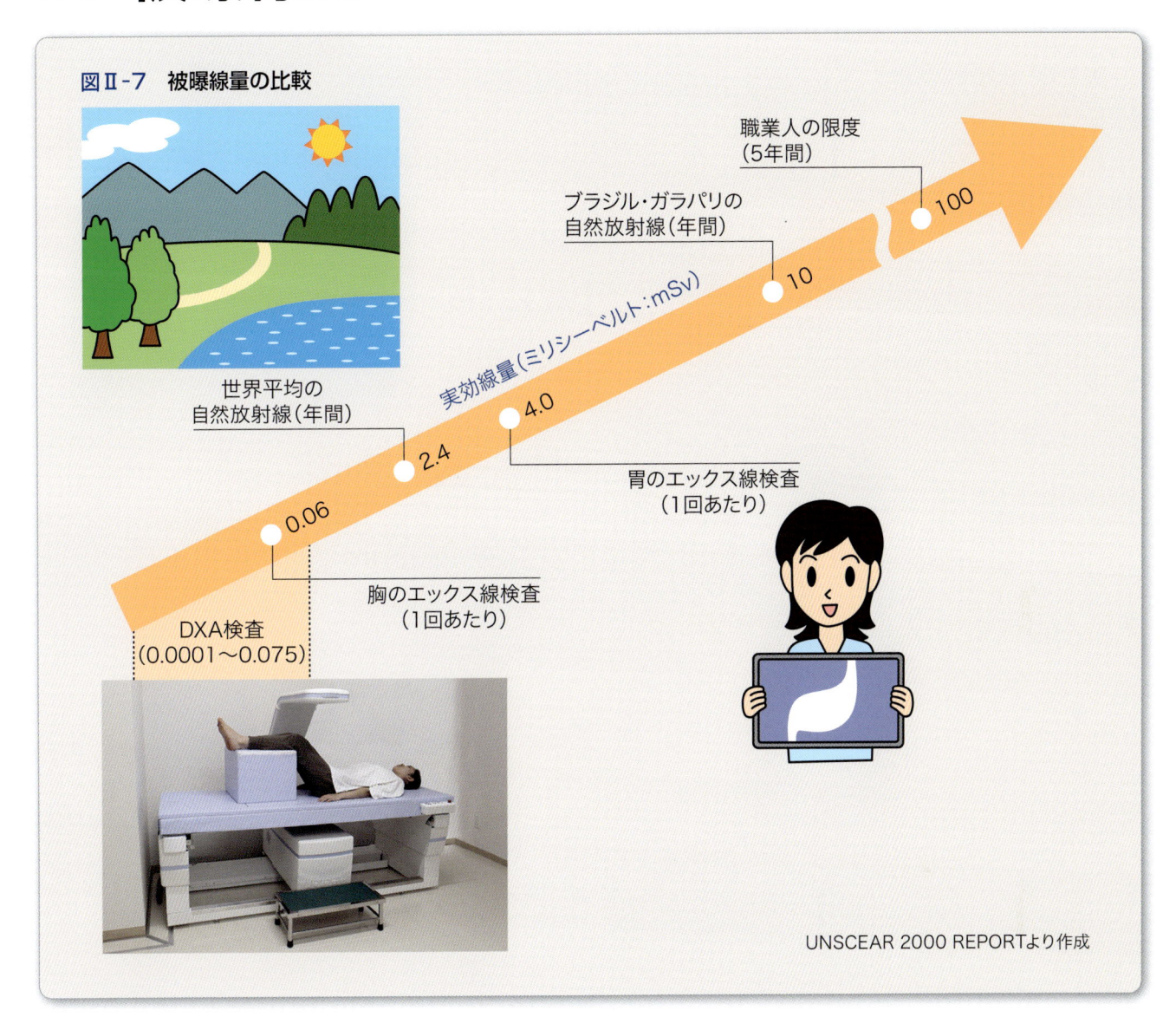

図Ⅱ-7 被曝線量の比較

- 職業人の限度（5年間） 100
- ブラジル・ガラパリの自然放射線（年間） 10
- 実効線量（ミリシーベルト：mSv）
- 胃のエックス線検査（1回あたり） 4.0
- 世界平均の自然放射線（年間） 2.4
- 胸のエックス線検査（1回あたり） 0.06
- DXA検査（0.0001〜0.075）

UNSCEAR 2000 REPORTより作成

● DXA装置の被曝線量

　DXA装置もエックス線装置の1つであり、検査に伴う被検者の被曝線量が問われることも少なくない。DXA装置は、使用されている2つのエックス線の管電圧値、管電量値およびエックス線の単色化の方法などがメーカーによって異なるため、被曝線量の値も異なる。また、同一メーカーの装置でも型式によってエックス線出力に差があるため、被曝線量値は違ってくる。

　被曝線量の評価には線量測定が必要だが、エネルギーの異なる2種類のエックス線が同時もしくはパルスごとに切り替わって放射されるため、正確な線量測定には困難が伴う。

　報告されている被曝線量の値は、バラツキはあるがその平均値は胸部の直接エックス線検査の値（0.06 mSv）と同等、もしくはそれ以下である。この被曝線量の値は、他のエックス線検査のみならず自然放射線の値（2.4 mSv/年）と比較しても、きわめて低い値である。したがって、DXA装置による骨量測定は、簡便でかつ被曝線量の少ない検査といえる。

6. 放射線の減弱

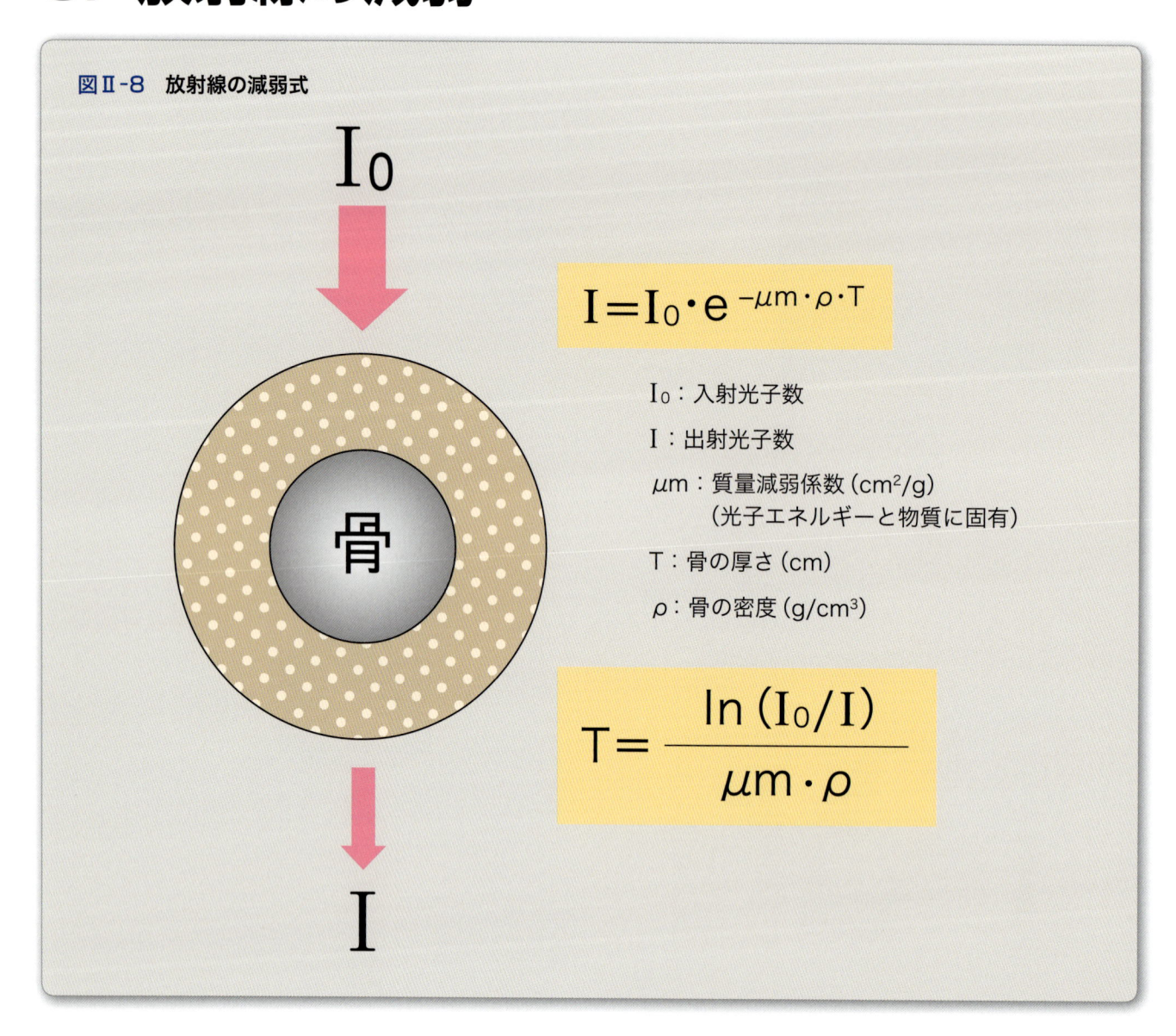

図Ⅱ-8 放射線の減弱式

$$I = I_0 \cdot e^{-\mu m \cdot \rho \cdot T}$$

I_0：入射光子数
I：出射光子数
μm：質量減弱係数（cm²/g）
　　（光子エネルギーと物質に固有）
T：骨の厚さ（cm）
ρ：骨の密度（g/cm³）

$$T = \frac{\ln(I_0/I)}{\mu m \cdot \rho}$$

● **放射線学的測定**

単一エネルギーの細い線錘の光子が物質に入射した場合、減弱（吸収と散乱）して光子数が減少して出射する。入射光子数をI_0、出射光子数Iをとすると、

$$I = I_0 \cdot e^{-\mu m \cdot \rho \cdot T}$$

の減弱式が成り立つ。

骨だけが減弱の対象物質とすると、上式に骨の質量減弱係数（μm, cm²/g）と密度（ρ, g/cm³）を代入することによって骨の厚さTを求めることができる。しかし、人体では骨の周囲には軟部組織が存在し、入射光子は軟部組織と骨の両者で減弱するため、骨の厚さを算出することはできない。したがって、骨の厚さを放射線学的に測定するためには、軟部組織での減弱の影響を取り除く何らかの工夫が必要となる。

7. SXAの原理

図Ⅱ-9　SXAでの骨量（Mb）の算出式

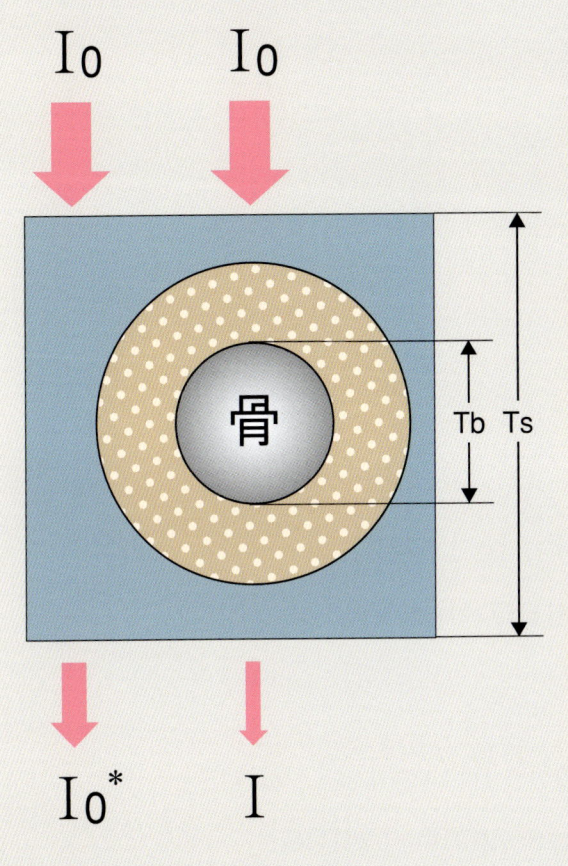

I_0^* と I の違いは、厚さ Tb の水で減弱したか、骨で減弱したかの差であり、

$$I_0^* \cdot e^{-\mu mb \cdot \rho b \cdot Tb} = I \cdot e^{-\mu ms \cdot \rho s \cdot Tb}$$

となる。

$$\ln(I_0^*/I) = \mu mb \cdot \rho b \cdot Tb - \mu ms \cdot \rho s \cdot Tb$$

$$Tb = \frac{\ln(I_0^*/I)}{\mu mb \cdot \rho b - \mu ms \cdot \rho s}$$

$Tb \times \rho b = Mb$ を測定点の骨量とすると、

$$Mb_{(g/cm^2)} = \frac{\ln(I_0^*/I) \cdot \rho b}{\mu mb \cdot \rho b - \mu ms \cdot \rho s}$$

μmb：骨の質量減弱係数
μms：軟部組織質量減弱係数
ρb：骨の密度
ρs：軟部組織の密度

● **SXAでの算出方法**

　SXAでは、軟部組織での減弱の影響を取り除くため、測定対象部位を軟部組織と同等の減弱係数を持つ水に浸すか、またはウォーターバックで取り囲む方法が採用されている。

　この方法では、骨の上下の軟部組織における放射線の減弱は骨の有無にかかわらず同じとなるので、出射光子 I_0^* と I の違いは厚さ Tb の水で減弱されたか、骨で減弱されたかの違いとなる。そして、質量減弱係数と密度を一定とした骨の等価厚 Tb を算出することができる。この等価厚に骨の密度を乗算することによって測定点の骨量（Mb）が算出される。

　SXAで用いられるエックス線の管電圧は、測定対象が体幹部よりもはるかに薄い橈骨や踵骨であるため、50kV以下の低い管電圧である。

8. DXAの原理

図Ⅱ-10　DXAでの骨量（Mb）の算出式

骨は軟部組織に覆われているため、

$$I = I_0 \cdot e^{-\mu ms \cdot \rho s \cdot Ts} \cdot e^{-\mu mb \cdot \rho b \cdot Tb} \quad \cdots\cdots (1)$$

となる。2種類のエネルギーを用いて(1)式を連立させて、

$$I_1 = I_{01} \cdot e^{-\mu ms_1 \cdot \rho s \cdot Ts} \cdot e^{-\mu mb_1 \cdot \rho b \cdot Tb}$$

$$I_2 = I_{02} \cdot e^{-\mu ms_2 \cdot \rho s \cdot Ts} \cdot e^{-\mu mb_2 \cdot \rho b \cdot Tb}$$

軟部組織の厚さ（Ts）を除外すると、

$$Tb = \frac{\ln(I_1/I_{01}) \cdot \mu ms_2 - \ln(I_2/I_{02}) \cdot \mu ms_1}{\rho b (\mu mb_2 \cdot \mu ms_1 - \mu mb_1 \cdot \mu ms_2)}$$

測定点の骨量（Mb）は、

$$Mb_{(g/cm^2)} = \frac{\ln(I_1/I_{01}) \cdot \mu ms_2 - \ln(I_2/I_{02}) \cdot \mu ms_1}{\mu mb_2 \cdot \mu ms_1 - \mu mb_1 \cdot \mu ms_2}$$

● **DXAでの算出方法**

DXAでは、軟部組織での減弱の影響を取り除くため、エネルギーの異なる2種類のエックス線を用い減弱式を2つ立て、連立方程式から軟部組織での減弱の項を消去する方法が採用されている。これによって、等価厚Tbと測定点の骨量Mbが算出される。

また、低エネルギーの軟部組織の質量減弱係数を高エネルギーのそれで除した値は一般にR-valueと呼ばれ、体組成測定の際に用いる重要な値である。HOLOGICの装置では、k値がこの値にほぼ相当する。

DXAの2種類のエネルギーを得る方法としては、k殻特性エックス線を用いるkエッジエックス線方式もしくはパルスごとに電圧を切り替える電圧切り替え方式が用いられている。

9. 測定原理の概念

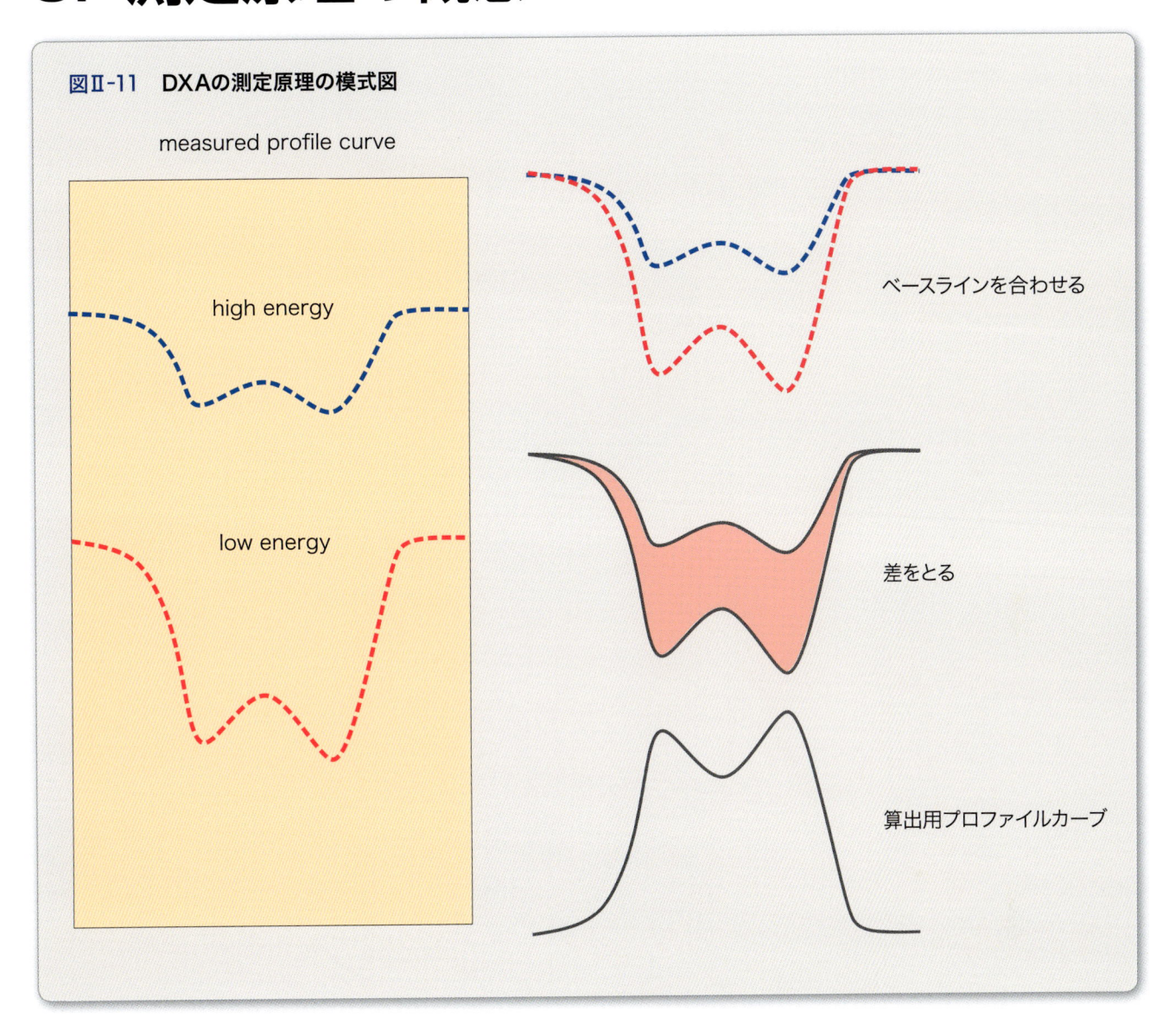

図Ⅱ-11　DXAの測定原理の模式図

measured profile curve

high energy

low energy

ベースラインを合わせる

差をとる

算出用プロファイルカーブ

● **DXAの測定原理**

　DXAの測定原理を模式的に表すと、低エネルギーと高エネルギーによる測定部位のプロファイルカーブは、両者ともに軟部組織の領域ではほぼ一定であり、骨の領域では放射線が透過する部位の骨量に下向きに二峰性の形状を示す（図Ⅱ-11）。そして、低エネルギーと高エネルギーの減弱は、低エネルギーのほうがその度合いが大きく、骨領域ではさらにその差は広がる。

　DXAでは、まずこの2つのプロファイルカーブのベースライン（軟部組織領域）を数学的に合わせる。つまり、ベースラインは数学的にはゼロとなる。次いで、両者の差をとって、その差を計算用のプロファイルカーブとして用いる順序で処理する。

10. DXAにおける骨塩量の計算

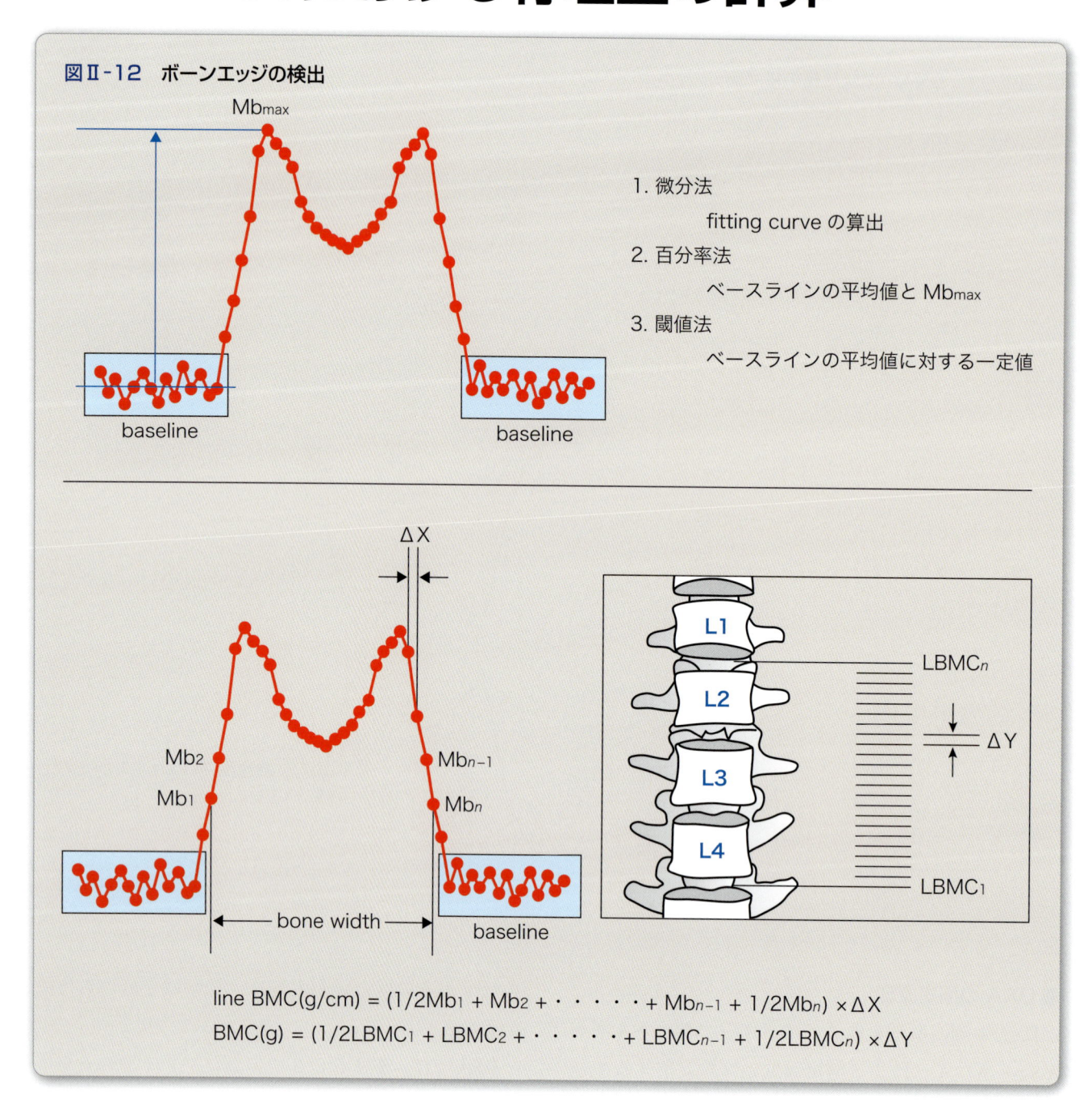

図Ⅱ-12 ボーンエッジの検出

1. 微分法
   fitting curve の算出
2. 百分率法
   ベースラインの平均値と Mb_{max}
3. 閾値法
   ベースラインの平均値に対する一定値

$$\text{line BMC(g/cm)} = (1/2 Mb_1 + Mb_2 + \cdots\cdots + Mb_{n-1} + 1/2 Mb_n) \times \Delta X$$
$$\text{BMC(g)} = (1/2 LBMC_1 + LBMC_2 + \cdots\cdots + LBMC_{n-1} + 1/2 LBMC_n) \times \Delta Y$$

●ボーンエッジの検出

1断面の骨量 Mb のプロファイルカーブの平坦な両端をベースラインとし、その平均値を基にしてボーンエッジが決定される。ボーンエッジの決定法としては、百分率法や閾値法が用いられている（図Ⅱ-12）。

決定された骨幅（bone width）について、各測定点の骨量 Mb と測定点の間隔 ΔX を用いて、プロファイルカーブ下面積を区分求積法によって算出する。つまり、Mb と ΔX で形成される短冊状の面積を骨幅にわたって積算する。

この1断面の値（line BMC）を、体軸方向にまた区分求積することによって BMC(g) が求まる。そして、BMC を骨面積（area（cm^2））で除算することによって面積密度の BMD（g/cm^2）が得られる。

図Ⅱ-13　ベースライン領域

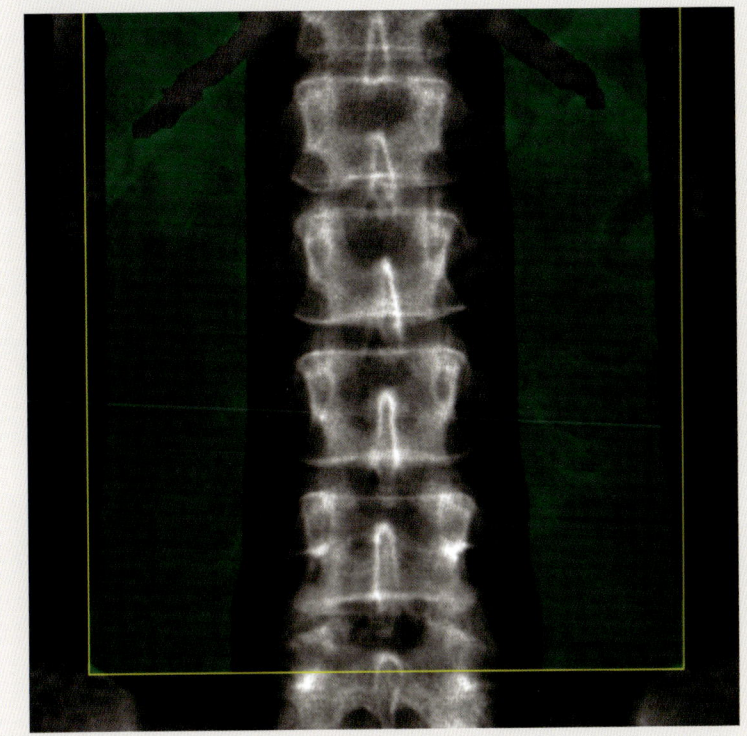

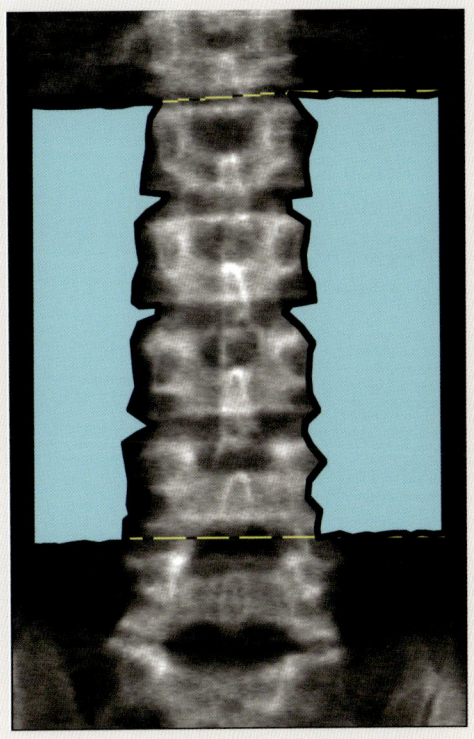

scan area 方式　　　　　　　　　global ROI 方式

● ベースライン領域

　数学的にはベースラインはゼロになるとされているが、実際の測定では必ずしもゼロとはならない。これは、測定原理において測定部は骨と水と等価な軟部組織の2種類の要素からなると仮定していることが主たる要因である。人体の軟部組織には、水とほぼ等価な組織のほかに、放射線の減弱が水より若干大きい筋肉組織、逆に若干低い脂肪組織がある。そして、それぞれの組織の比率は、当然のことながら個々の症例によって異なっている。

　このことから、DXAではベースラインの平均値をゼロとして改めて骨量を計算する方式がとられている。したがって、ベースラインは骨量計算の基となる重要なものである。

　ベースラインの平均値は、かつては1ラインごとに取得する方式の装置もあったが、現在ではある一定領域から取得する方式となっている。そして、ベースライン設定方式は2つに分かれ、1つはスキャンされた領域に基づいて自動的に設定される scan area 方式であり、もう一方は術者が設定した global ROI によって定まる方式である。

測定技術編

- Ⅰ. BMD 値の QC
- Ⅱ. 検査前の手順
- Ⅲ. 腰椎の測定
- Ⅳ. 大腿骨近位部の測定
- Ⅴ. AHA/HSA 解析
- まとめ

測定技術編 I | BMD値のQC

1. BMD値のQC (quality control)

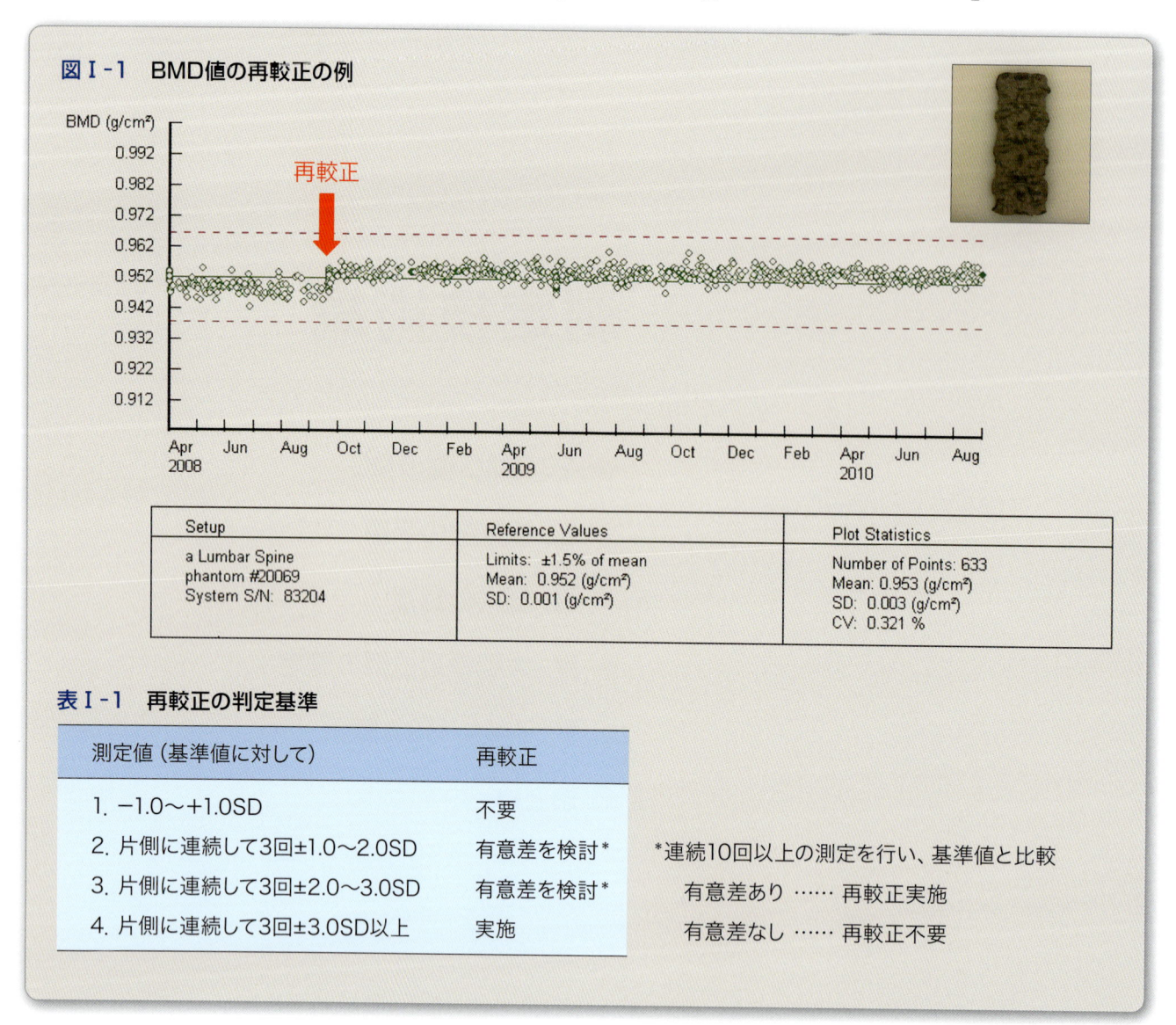

図 I-1 　BMD値の再較正の例

Setup	Reference Values	Plot Statistics
a Lumbar Spine phantom #20069 System S/N: 83204	Limits: ±1.5% of mean Mean: 0.952 (g/cm²) SD: 0.001 (g/cm²)	Number of Points: 633 Mean: 0.953 (g/cm²) SD: 0.003 (g/cm²) CV: 0.321 %

表 I-1 　再較正の判定基準

測定値（基準値に対して）	再較正
1. −1.0〜+1.0SD	不要
2. 片側に連続して3回±1.0〜2.0SD	有意差を検討*
3. 片側に連続して3回±2.0〜3.0SD	有意差を検討*
4. 片側に連続して3回±3.0SD以上	実施

*連続10回以上の測定を行い、基準値と比較
　有意差あり …… 再較正実施
　有意差なし …… 再較正不要

● 再較正の判定

　DXA装置で測定されるBMD値のQCは、装置付属のQC用ファントムを使用してなされる。測定は毎日行い、従来の測定値から大きく乖離した値が得られた場合や、測定値の明らかな上昇傾向あるいは下降傾向が認められる場合は、業者による再較正が必要となる（図 I-1）。再較正の要、不要の判断には、各施設において一定の基準を設ける必要がある。ここでは、その一例を示す。

　その手法は、日々得られる測定値を4群に分けて判断する（表 I-1）。第1群は測定値が基準値の ±1.0 標準偏差（SD）以内の場合、第2群は片側に3回連続して1.0〜2.0もしくは−1.0〜−2.0SD内の場合、第3群は2.0〜3.0もしくは−2.0〜−3.0SD内の場合、第4群は3.0もしくは−3.0SD以上の場合とする。第1群は再較正の「必要はなし」とし、第4群は「直ちに再較正を実施」するものとする。第2群と第3群については、連続して10回以上の測定を行い、得られた値と基準値との間の統計学的な有意差の有無から判断する。つまり、有意差を認める場合は再較正を行い、そうでない場合は再較正の必要はないものとする。

　なお、判定に用いる基準値には、装置納入の際に測定された測定値の平均値と標準偏差を用いる。

2. 測定精度

表 I-2　各症例の変動係数 (CVi)

症　例	CVi
1	1.12
2	1.68
3	1.23
4	1.65
5	1.51
6	1.06
7	1.65
8	1.73
9	1.35
10	1.35

単純平均＝1.43
RMS (root mean square)＝1.49
Tomomitsu T.

図 I-2　変動係数の算出

変動係数 (CV)

$$CV = \sqrt{\sum_{i=1}^{m} CV_i^2 / m}$$

CV_i ＝ 個々のCV

df ＝ m × (n−1)
m：症例数　n：測定回数

● 信頼性の高い測定精度

　測定精度は、施設ごとにしかも測定部位ごとに取得することが臨床上重要である。当然のことながら、ファントムではなくヒトを測定対象とした値が必要である。

　ヒトを対象とする測定精度は、必ずしも1例に多数回の測定を強いる必要はなく、多数例にそれぞれ少数回の測定で十分である。

　例として10症例に少数回（最低2回）の測定を行い、得られた各症例の変動係数 (coefficient of variation: CV) を示す（表 I-2）。これらの値を用いて、最終的に測定精度を求めるには、統計学的には10症例の平均CV値ではなく、二乗平均平方根 (root mean square: RMS) を算出する必要がある（図 I-2）。

　信頼性の高い測定精度を得るには、どの程度の症例数および測定回数が必要なのかが問題となる。Glüerらは、得られたCV値の90％信頼上限を30％以下に抑えるためには、自由度 (degree of freedom: df) 27以上が必要だとしている（Osteoporos Int 1995; 5: 262-70.）。

3. 最小有意変化（LSC）

図Ⅰ-3 最小有意変化（least significant change: LSC）

$$LSC = CV \times 1.96 \times \sqrt{2}$$

99% …… 2.58
98   …… 2.33
95   …… 1.96 → 2.77CV
90   …… 1.64 → 2.32CV
80   …… 1.28

表Ⅰ-3 DXA装置の測定精度と最小有意変化

部　位	df	CV (%)	UCL*	LSC
腰椎				
前後	262	1.44	1.55	3.99
側面	4	3.10	7.35	8.59
大腿骨近位部				
頸部	79	2.10	2.42	5.82
Total	79	1.32	1.52	3.66
橈骨遠位端	42	1.24	1.52	3.44
全身骨	4	2.59	6.14	7.17

*upper 90% confidence limit　　　　　　　Tomomitsu T.

● LSC 値

　最小有意変化（least significant change: LSC）は、測定値が前回値に比して統計学的に有意に上昇あるいは低下しているか否かを判断する基準となる値である。つまり、LSCを超える変化が認められれば、有意な変化と判定できる。測定精度のCV値の取得は、臨床においてはLSC値を求めるためといっても過言ではない。

　LSC値は、95％信頼でCVの2.77倍の、90％信頼で2.32倍の値となる。通常95％信頼の値が用いられる（図Ⅰ-3）。

● UCL 値

　90％信頼上限（upper 90% confidence limit: UCL）は前述したようにCV値の信頼度を表すものであり、90％信頼上限値はdfの値を超える有意な変化が認められれば、治療効果があると判定できるが、大きくなるほどCV値との差が小さくなる（表Ⅰ-3）。

4. 腰椎BMDと測定精度

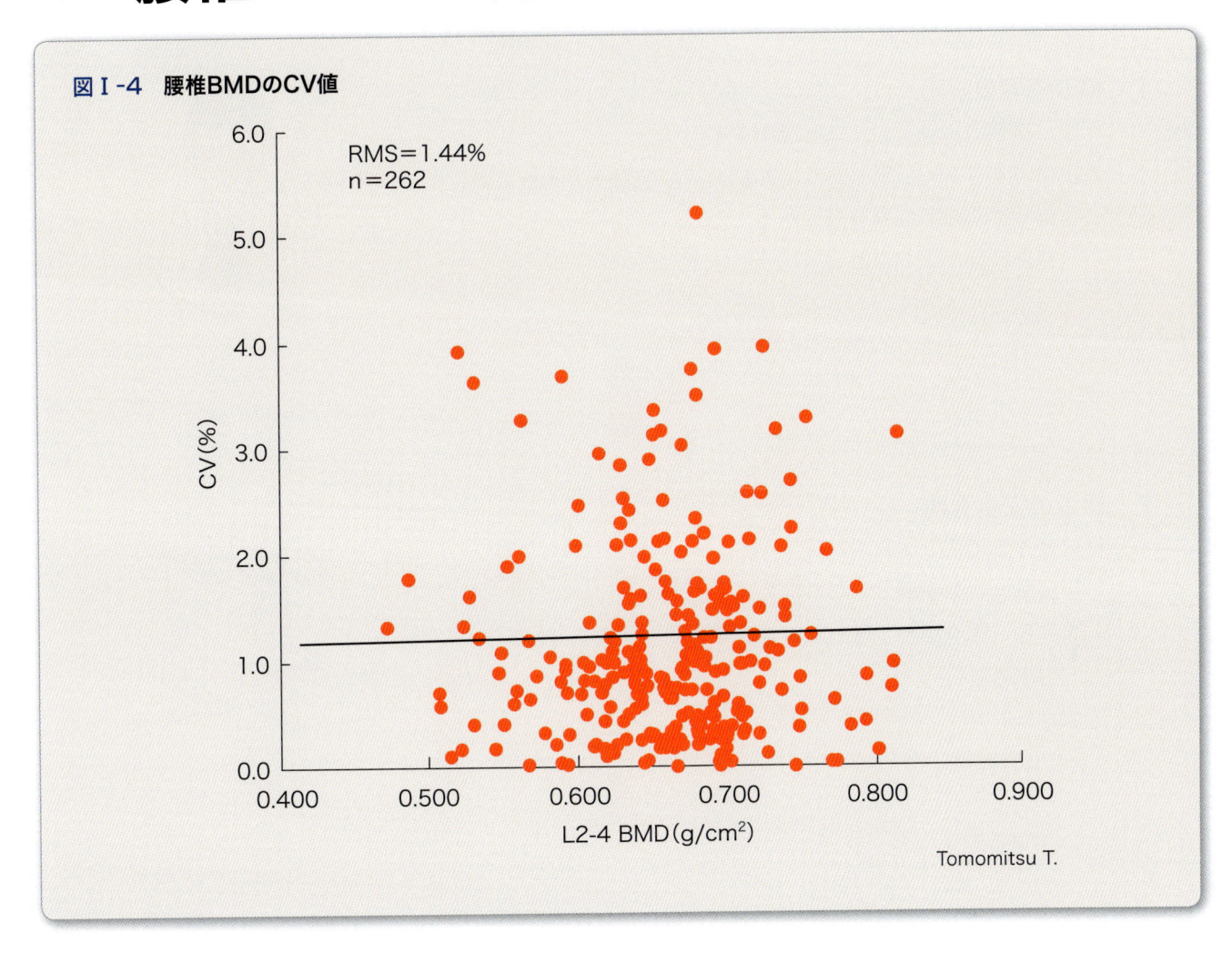

図I-4　腰椎BMDのCV値

RMS=1.44%
n=262

縦軸：CV(%)　横軸：L2-4 BMD(g/cm²)

Tomomitsu T.

● **LSC値で骨量の増減を判定**

　測定精度は、一般にBMD値が低いと低下すると推測される。この推測どおりであれば、LSC値はBMD値の低下に伴って上昇することになるので、BMD値に対応したLSC値が必要となる。

　しかし、自験例における腰椎BMDのCV値のデータは、通常の骨粗鬆症診療で得られるBMD値の範囲（BMD = 0.500〜0.800 g/cm²（QDR））では、ほぼ一定であった（図I-4）。このことは、患者のBMD値にかかわらず、一定のLSC値を使用して骨量の増減を判定できることを示している。

　なお、個々の症例でCV値に大きな差が認められるのは、1症例2回の測定データからCV値を算出したことに起因していると推測される。

測定技術編 II　検査前の手順

1. 検査内容の説明と安全管理

1　検査内容の説明
まず、被検者に以下のことを説明する。
- 痛みがなく、注射もしない非侵襲的な検査法であること
- 低レベルの放射線被曝であること
- 検査時間が短いこと

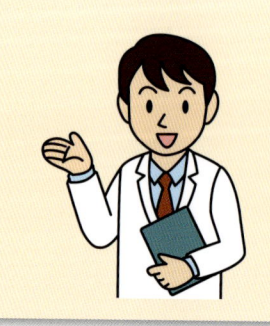

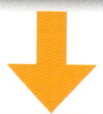

2　患者の安全管理
検査台からの落下や転倒を防止する。
- 足踏み台の使用
- 介助（視覚障害・聴力障害を有する患者、車いす利用の患者など）

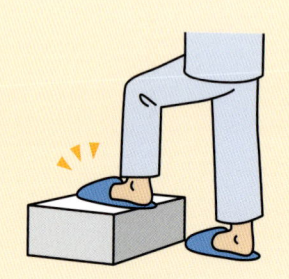

3　検査前の確認
被検者に以下のことについて確認する。
- 妊娠の有無（妊娠可能な女性患者）
- 前回検査との間隔

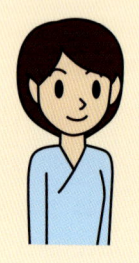

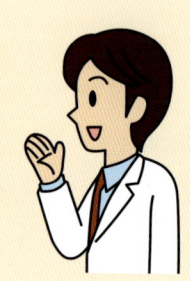

4　検査の適応外の確認
以下の場合は検査の適応外となる。
- 取り外しが不可能でアーチファクトを生じるものを有する（手術用器具、インプラント）
- MRI、CT、核医学検査など、最近行った検査がある（放射性同位元素、造影剤の使用の有無）

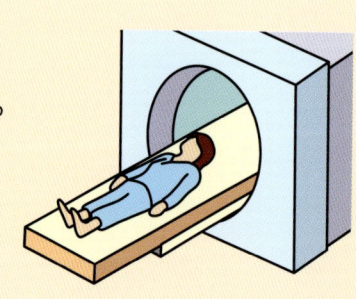

図Ⅱ-1　骨シンチグラフィ製剤のBMD値への影響

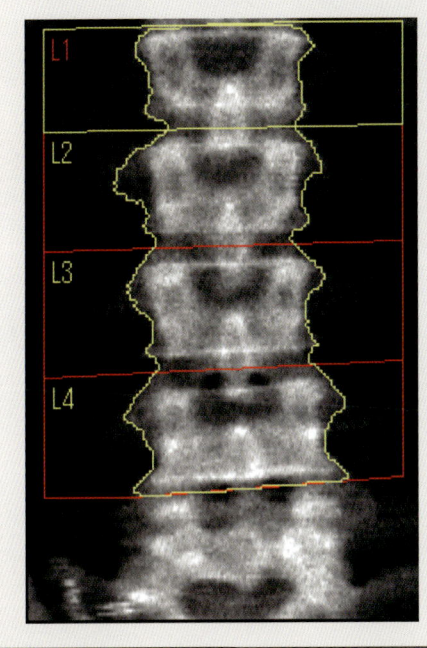

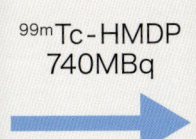

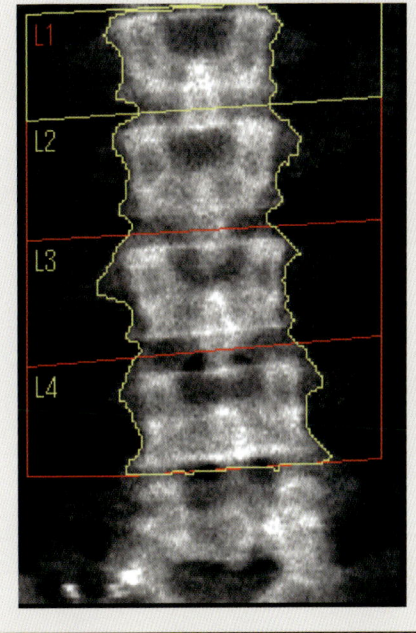

注射前

レジョン	骨面積 (cm²)	骨塩量 (g)	骨密度 (g/cm²)	T-スコアー	Z-スコアー
L2	17.29	20.27	1.172	0.7	1.3
L3	17.84	20.31	1.139	0.3	0.9
L4	20.01	22.46	1.122	-0.2	0.4
トータル	55.14	63.04	1.143	0.3	0.8

^{99m}Tc-HMDP 740MBq

注射後2時間

レジョン	骨面積 (cm²)	骨塩量 (g)	骨密度 (g/cm²)	T-スコアー	Z-スコアー
L2	17.07	20.30	1.189	0.9	1.4
L3	18.14	21.40	1.180	0.7	1.3
L4	19.45	22.27	1.145	0.0	0.6
トータル	54.66	63.97	1.170	0.5	1.1

● **検査の適応外 ―核医学検査**

　核医学検査は、周知の如く被検者に放射性医薬品を投与し、放出されるガンマ線光子を検出して画像化する検査である。投与された放射性医薬品は、主に検査目的の部位に集積するが、その他の部位へも分布する。人体を透過したエックス線光子を測定しているDXAでは、測定部位内に分布する放射性医薬品から放出されるガンマ線光子が、誤った測定値をもたらす原因となる。

　^{99m}Tc-HMDP（hydroxymethylene diphosphonate）は骨シンチグラフィ製剤であり、主に骨に集積する。その結果、注射後のBMD値は上昇する（図Ⅱ-1）。骨ではなく逆に軟部組織に多く分布する薬剤であれば、BMD値は低下すると推測される。

　DXA画像からでは核医学検査が施行されたか否かを判断できない。したがって、過去の検査履歴や当日の検査予定を前もって調べておく必要がある。

　核医学検査が施行された場合、骨量測定検査までどの程度の間隔を空けるべきかについては、投与された放射性医薬品の種類や投与量によって異なるが、およそ3～7日である。

図Ⅱ-2 造影剤のエックス線写真への影響

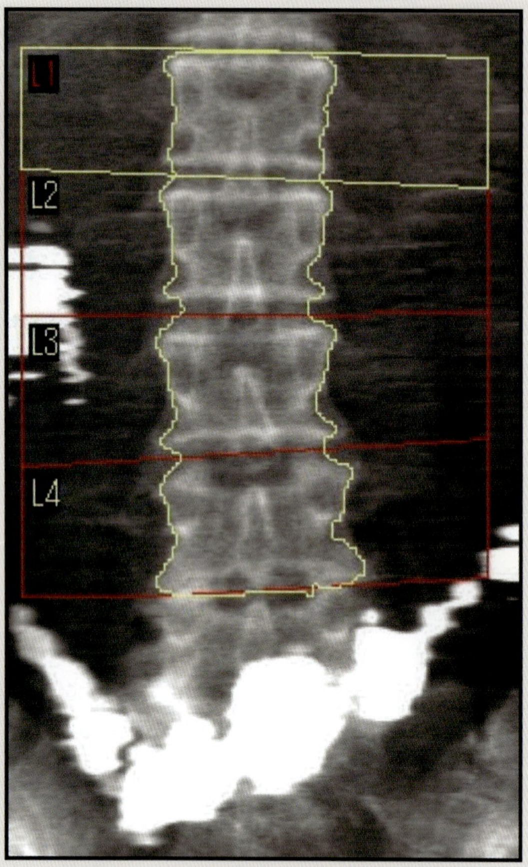

バリウム 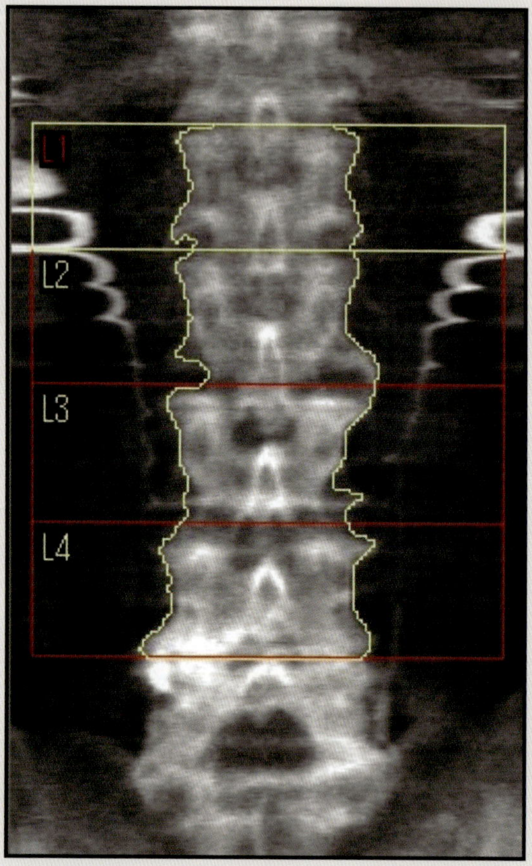　　　　　　　　　　　　　　　　　ヨード

● 検査の適応外 ―造影剤

　造影剤はエックス線に対して高吸収を示すため、骨量測定に望まれる正確な減弱率を測定する妨げとなる。

　胃腸透視のバリウムは、骨と重なる場合だけでなく、ベースライン領域に存在する場合にもDXA検査は適応外となる。これは、ベースライン値の再現性が損なわれるからである。

　バリウム摂取から骨量測定までの空けるべき間隔は、人によって腸管からの排泄が大きく異なるが、およそ3～7日である。

　ヨード造影剤は、その存在をDXA画像で確認できることは稀である。DXA画像で確認できない場合でも、血中の造影剤の影響でベースライン値が変動する可能性がある。したがって、核医学検査と同様に、過去の検査履歴や当日の検査予定を前もって調べておく必要がある。

　ヨード造影剤摂取から骨量測定までの間隔は、約1日経過すれば十分である。

2. 患者情報の入力

1 **患者情報の確認**
既に患者情報がコンピュータに入力されていないか確認する。

2 **新患の場合**
患者情報をコンピュータに入力する。

3 **経過観察の検査の場合**
患者情報をコンピュータのデータベースから取り出す。
必要に応じてそれを更新して使用する。

注意！

1患者につき1データファイルとして2回以上の重複入力は行わない。
※データが重複してしまうと
・解析の際にコンペアモードの使用が困難
・BMDの経過観察が不能

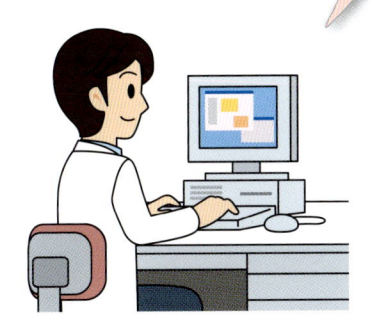

測定技術編 Ⅲ　腰椎の測定

1. 測定のための位置付け

1　被検者をスキャナー台の中央に位置付ける。

被検者の体位は仰臥位で、下肢を補助具に挙上させ、腰椎の前彎を是正する。

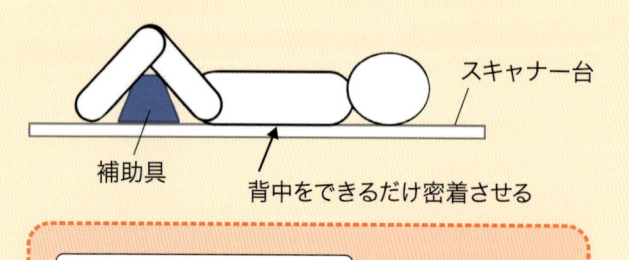

補助具　　スキャナー台　　背中をできるだけ密着させる

補助具を使用しないと……

生理的彎曲
＋
加齢に伴う
・椎間腔の狭小化
・椎体縁の骨棘形成
・椎間関節の関節症性変化

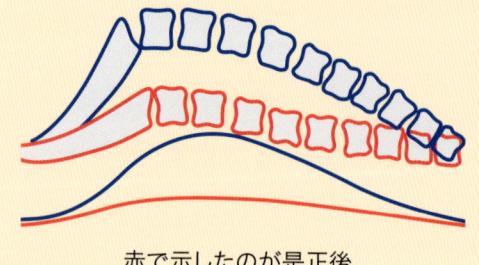

→ 椎間設定が困難に

赤で示したのが是正後
(Clark KC. Positioning in Radiography より作成)

2　測定可能範囲内に測定部位が位置付けられていることを確認する。

3　被検者の正中線と装置本体とが平行であることを確認する。

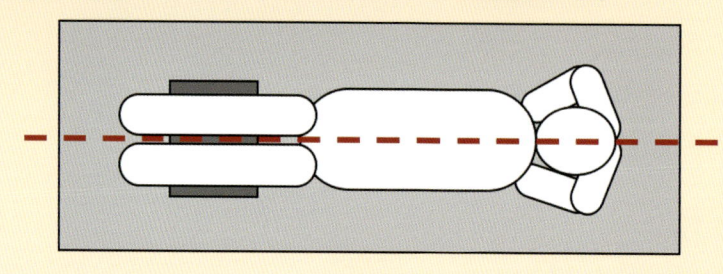

4　レーザービームで位置を確認しながら、検出器を測定開始位置に合わせる。

表Ⅲ-1 ファントムを測定対象とした *in vitro* の測定精度

	df	精度(CV, %)
in vitro	632	0.32
in vivo	262	1.44

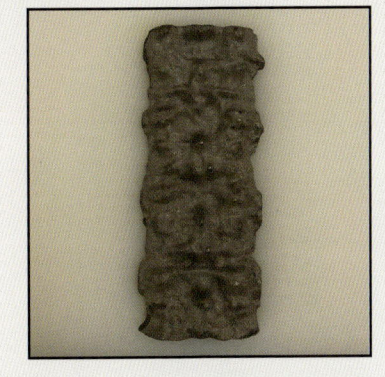

Tomomitsu T.

in vitro 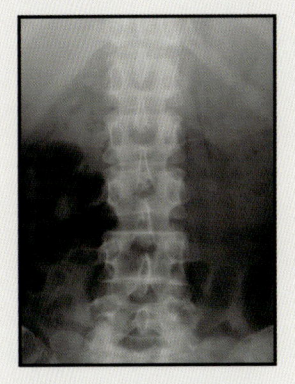　　　*in vivo*

表Ⅲ-2 ヒトを測定対象とした *in vivo* の測定精度

	df	精度(CV, %)
位置付け良好		
垂直／垂直	262	1.44
位置付け不良		
①垂直／斜め	16	1.75
②中心／偏り	19	2.07

Tomomitsu T.

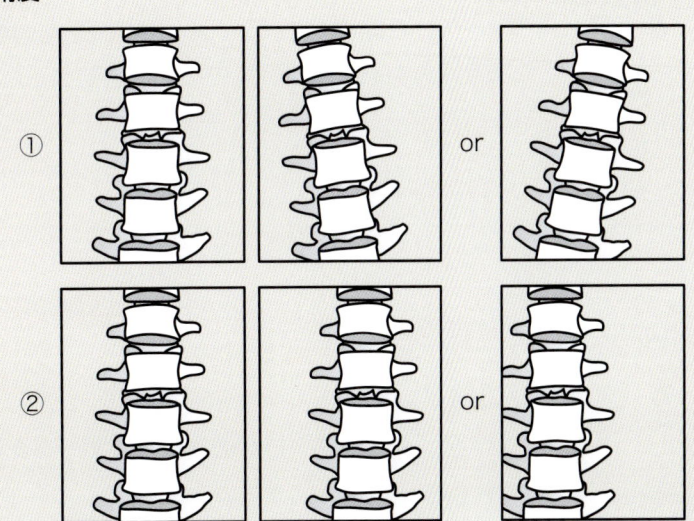

● **位置付けが測定精度に及ぼす影響**

　ファントムを測定対象とした *in vitro* とヒトを測定対象とした *in vivo* の測定精度の間には大きな差が認められる（表Ⅲ-1）。

　その要因としては様々に考えられるが、測定体位の再現性の差が大きく影響していると推測される。

　臨床の腰椎測定において、椎体が斜め、あるいは一方へ偏って位置付けられた場合、その測定精度は明らかに低下する（表Ⅲ-2）。

　このように、より良い骨量測定を行うためには、正確な被検者の位置付け（体位）が重要な要素の1つであることは明らかである。

2. スキャン

1. 患者に対して　　①検査中は動かないこと
　　　　　　　　　②通常の呼吸でよいこと
　　　　　　　　　③検査時間　　　　　　　　などを知らせる。

⬇

2. スキャンモードとして遅いモードを選択する。

⬇

3. ディスプレイ上に描出されるイメージで腰椎の位置を確認する。
   不適切な場合（スキャン開始位置の不良や体動など）には、スキャンを停止する。
   再スキャンは、ディスプレイ上に表示されているイメージを参照して、至適開始位置に合わせて行う。

⬇

4. スキャンの終了
   下記のチェックリストの全項目が満たされるデータが得られた場合とする。

腰椎スキャンのチェックリスト

1. 腰椎がまっすぐに描画されているか
2. 腰椎が画像の中央に位置付けられているか
3. 第1～第4腰椎（L1～L4）が描画されているか
4. 体動、アーチファクト、異物の混入はないか

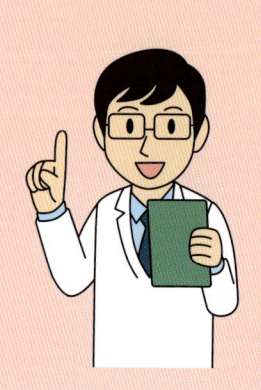

表Ⅲ-3 　HOLOGIC社製装置のスキャンモード

1. Discovery (Type: C, W, SL, A)

	scanning mode			
	array	fast	express	high definition
detector size	**1.0**	1.0	1.0	1.0
scanning speed	**1.0**	2.0	5.5	0.5
photon flux	**1.0**	1.0	1.0	1.0

2. Explorer

	scanning mode		
	Explorer	Explorer Fast	detail
detector size	2.0	2.0	2.0
scanning speed	0.5	1.0	0.5
photon flux	0.5	0.5	1.0

表Ⅲ-4 　スキャンモードと測定精度

scanning mode	CV(%) L2-4 BMD
array(df=262)	1.44
express(df=21)	2.10
Explorer(df=22)	1.90

● スキャンモード

　複数のスキャンモードが備わっている装置では、より低速のスキャンモードを選択することが望まれる。高速モードは、スキャンスピードを上げたため、1つのマトリックスに入射する光子数が減少し、結果として統計学的変動の上昇をもたらす。統計変動を抑えるため、マトリックスサイズを大きくした装置もあるが、これは空間分解能の低下を招き、ひいてはBMD値の低下にもつながる。

　参考データとして、HOLOGIC社製の装置について、Discoveryのarrayモードを1.0とした検出器サイズ、スキャンスピードおよび単位時間当たり光子数を示す（表Ⅲ-3）。

　腰椎の測定精度は、Discoveryのarrayモードに比してスキャンスピードが早いexpressと、検出器サイズの大きいExplorerは、いずれもarrayよりも測定精度が低下する（表Ⅲ-4）。

　スキャン時間の短いことが強調される傾向にあるが、実際の検査では患者の位置付け、コンピュータによる患者選択、データ処理に要する時間などのほうが明らかに長い。つまり、スキャンモードの違いによるスキャン時間の差は相対的には小さく、スキャンスピードの遅いスキャンモードを選択しても、検査のスループットを大きく低下させる原因にはならない。

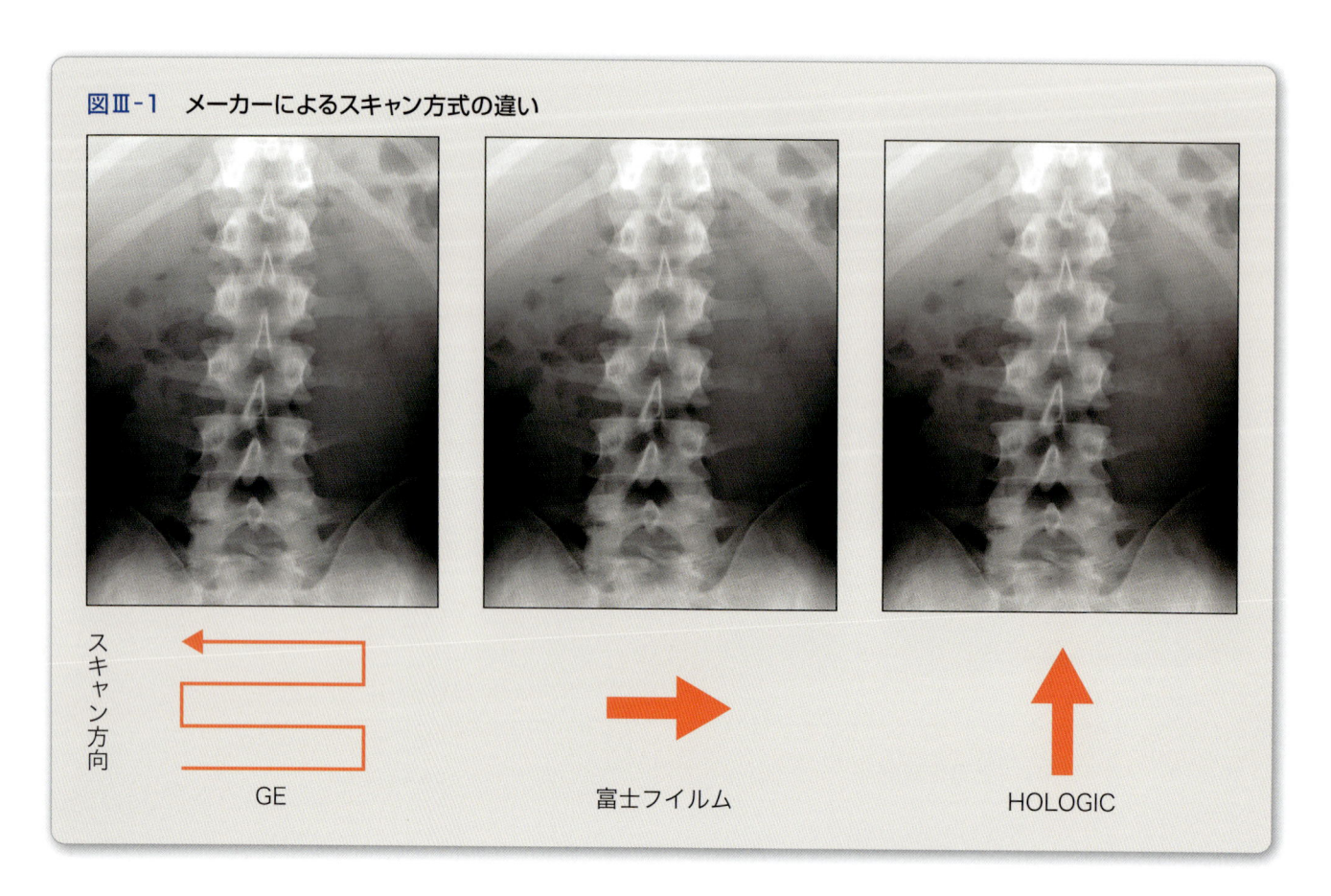

図Ⅲ-1 メーカーによるスキャン方式の違い

スキャン方向

GE　　　富士フイルム　　　HOLOGIC

● **スキャン方式 —メーカーによる違い**

　現在のDXA装置は、すべて扇状の線錐と多検出器の組み合せとなっている。しかし、スキャン方式はメーカーによって異なる。

　GEの装置は、扇状の線錐幅が他社に比べるとやや狭いため、横方向と縦方向を組み合せたスキャンが下から上へ行われている。

　富士フイルムの装置は、扇状の線錐が体軸と平行に設けられており、その幅が測定部位の縦の長さを満たしているため、スキャンは横方向（右から左）に行われる。

　HOLOGICの装置は、扇状の線錐が富士フイルムの装置とは逆に体軸と直角に設けられており、その幅が測定部位の横幅を満たしているため、スキャンは縦方向（下から上）に行われる。

図Ⅲ-2 腰椎のスキャン範囲

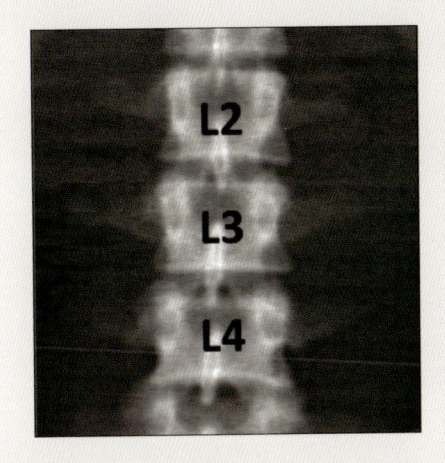

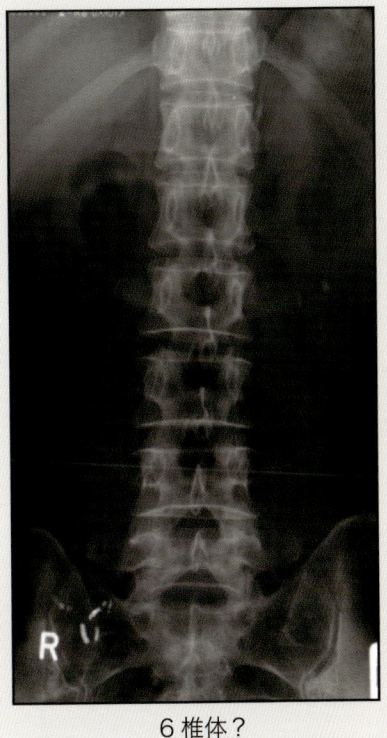

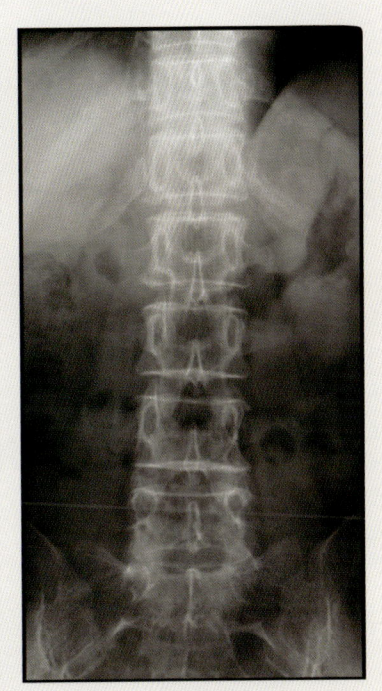

6椎体？

4椎体？

表Ⅲ-5 女性375例における椎体分節

number of lumbar vertebrae	level of lowest rib		
	T11	T12	L1
4 (7.5%)	20	8	0
5 (90.7%)	27	**313**	0
6 (1.9%)	0	4	3

奇形：62/375＝16.5%

Peel NF, et al. J Bone Miner Res 1993; 8: 719-23.
©1993 The American Society for Bone and Mineral Research / John Wiley & Sons, Inc.

● スキャン範囲

　スキャン範囲としては、定量範囲（通常第2～第4腰椎）が描画されれば足りると思われがちだが、椎体を同定するにはそのスキャン範囲では不十分である。被検者によっては、腰椎が6椎体あるいは4椎体の可能性があり、小さいスキャン範囲での椎体同定は椎体誤認を招きやすい（図Ⅲ-2）。したがって、初回検査時には椎体同定を行う上でも、第5腰椎中央から第12胸椎中央までの広い範囲のスキャンが必要となる。

　Peel らの報告では、正常な椎体分節（腰椎が5椎体、最下端の肋骨が第12胸椎）は375例中313例（83.5%）であり、残り62例（16.5%）は異常であったと報告している（表Ⅲ-5）。これは、被検者の6人に1人は椎体分節に異常があり、椎体同定の困難な症例であることを示している。

　椎体分節の異常についての情報は、DXA検査の測定現場には与えられていないのが普通である。この状況下での椎体同定法としては、多くの薬剤の臨床試験で採用されている、最下端の腰椎を第5腰椎として同定する方法を推奨する。

図Ⅲ-3 要再スキャン例

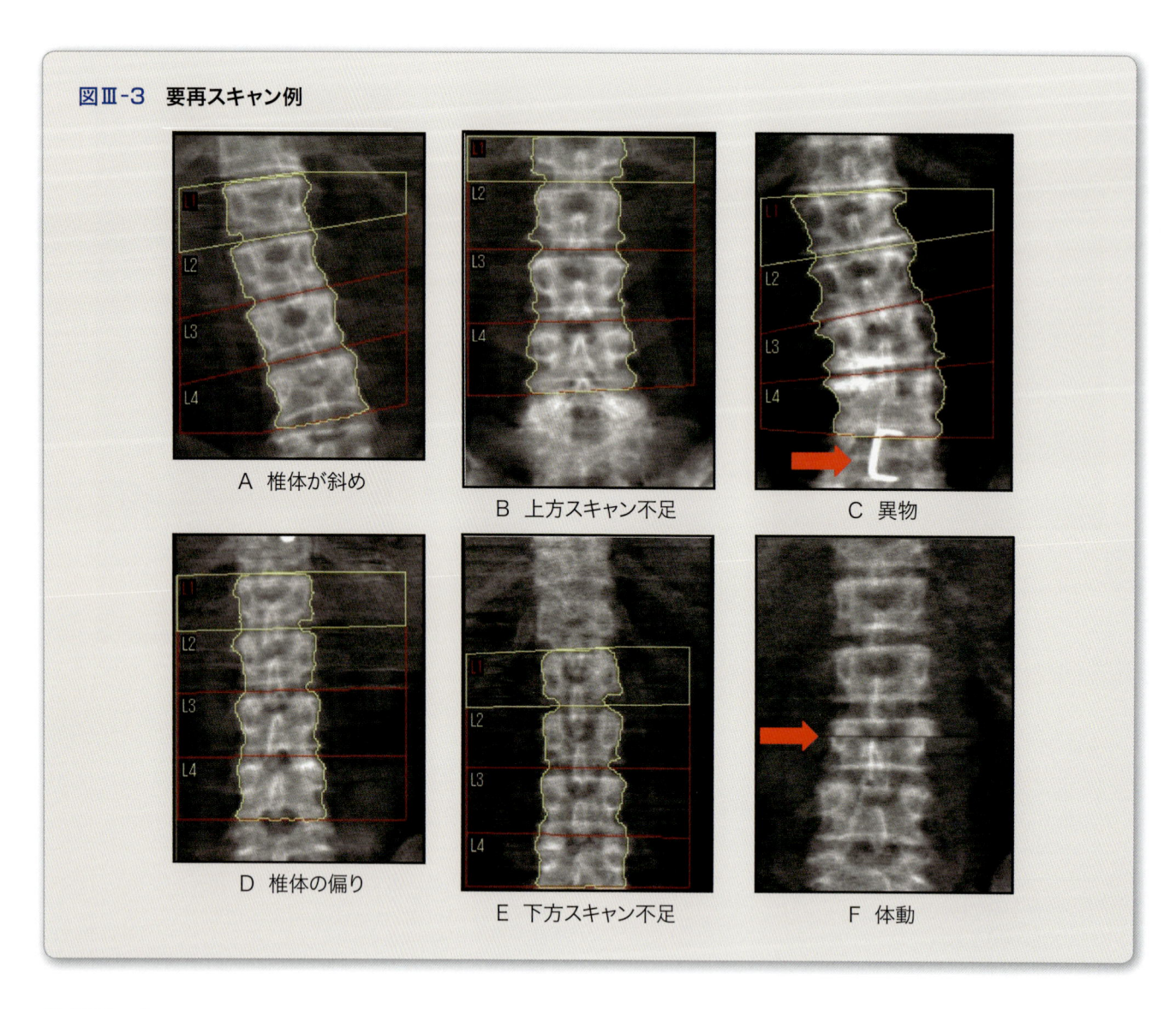

A 椎体が斜め
B 上方スキャン不足
C 異物
D 椎体の偏り
E 下方スキャン不足
F 体動

● 要再スキャン

再スキャンは、前掲しているスキャンのチェックリスト（P.38）の4項目を満たしていない症例が対象となる。椎体が斜めに位置付けられている場合、その角度が5°以上であれば再スキャンの対象となる。また、椎体の位置の偏りについては、椎体中央線が左右いずれかに2cm以上偏っている場合が同じく対象となる（図Ⅲ-3A, D）。

スキャン範囲としては、第2〜第4腰椎の定量範囲のみならず、上方は第1腰椎まで十分に含まれていることが必要である（図Ⅲ-3B）。第1腰椎を含める理由としては、①ベースライン領域が広くなること、②第2腰椎の上部に骨量域の欠損が生じにくいこと、③今後第1〜第4腰椎の平均BMD値も診断に使用される可能性があることなどが挙げられる。

異物の混入（図Ⅲ-3C）は、①除去可能なものと、②不可能なものに分かれる。椎体と異物が重なり合っている場合、除去可能なものは再スキャンとなり、不可能なものは骨粗鬆症診療ではDXA検査の対象外となる。ただし、骨粗鬆症以外の診療目的（人工関節周囲骨の骨密度測定など）で検査する場合はこの限りではない。

ベースライン領域に異物が存在する場合は、除去可能なものは再スキャンし、不可能なものは一定の条件を満足すれば再スキャンの必要はない。その条件とは、異物がベースラインに占める面積が小さいこと、次回以降の検査においても異物が同じ位置にあると推定できることである。

図Ⅲ-4　異物の影響

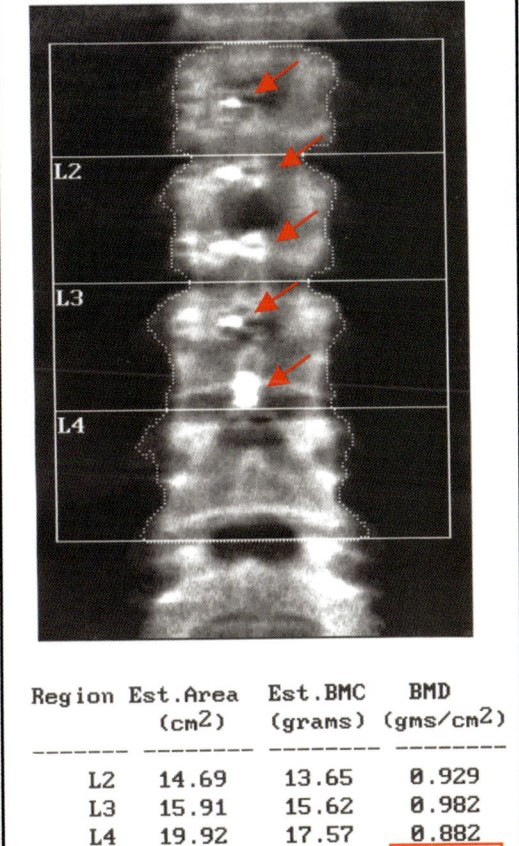

Region	Est.Area (cm²)	Est.BMC (grams)	BMD (gms/cm²)
L2	14.69	13.65	0.929
L3	15.91	15.62	0.982
L4	19.92	17.57	0.882
TOTAL	50.53	46.84	**0.927**

異物あり(ボディスーツ着用)

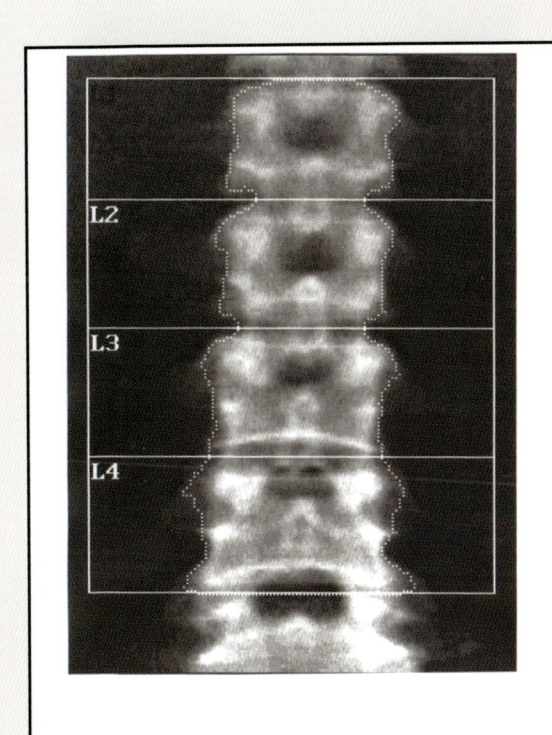

Region	Est.Area (cm²)	Est.BMC (grams)	BMD (gms/cm²)
L2	14.10	11.21	0.795
L3	15.58	13.25	0.850
L4	19.65	17.47	0.889
TOTAL	49.33	41.93	**0.850**

異物除去後

● 異物の影響

　異物が椎体と重なりあっている場合、BMD値にどの程度の影響を及ぼすのかを示す。

　症例は、着衣のままで骨量測定が実施され、スキャン時のモニター上では異物を指摘できなかった(図Ⅲ-4)。解析時に画像の濃度調整を行い、異物の存在が確認された。異物はボディスーツの留め金であり、すぐに再スキャンを実施した。

　画像上ではそれほど大きな異物とは見えないが、BMD値は9%の大きな差(0.927から0.850 g/cm²)を示している。

　BMD値に対する異物の影響については、そのサイズが比較的小さくても大きく影響する場合があるので、その影響度を十分に認識しておくことが必要である。

3. データ解析

図Ⅲ-5 データ解析の手順

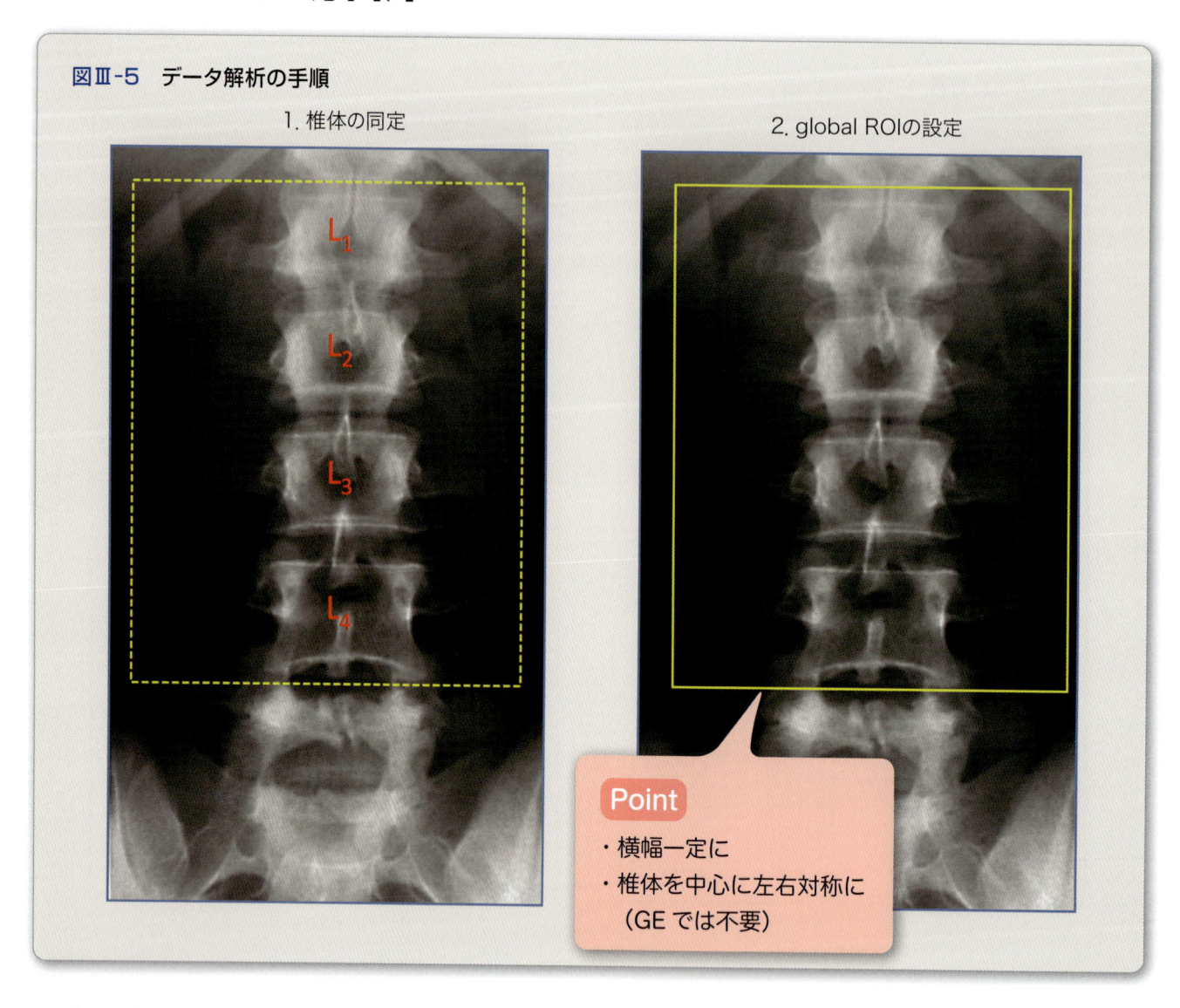

1. 椎体の同定
2. global ROIの設定

Point
・横幅一定に
・椎体を中心に左右対称に
（GE では不要）

● データ解析の手順

1. 椎体の同定

　測定された画像を表示し、椎体の同定を行う。この際、最下端の肋骨を基準として椎体を同定するのではなく、P. 41 に記載したように最下端の腰椎を第5腰椎とする同定法を用いる。ただし、被検者が4椎体あるいは6椎体であることが確定している場合はこの限りではない。

　第5腰椎なのか仙椎なのか区別が困難な場合は、画像上の横突起や棘突起の存在がその判断材料の1つとなる。

2. global ROI の設定

　global ROI 方式を採用している装置（富士フイルム、HOLOGIC）では、計算領域である global ROI の設定を行う。global ROI の左右のラインは、被検者によらずその幅は常に一定とし、椎体を中心に左右対称に設定する。上下のラインについては、HOLOGICでは第12胸椎と第1腰椎の椎間と、第4腰椎と第5腰椎の椎間に設定する。富士フイルムは、上下それぞれの椎間からマージンをとって大きめに設定する。GE の装置では、計算領域が自動的になされるためマニュアルによる設定の必要はない。

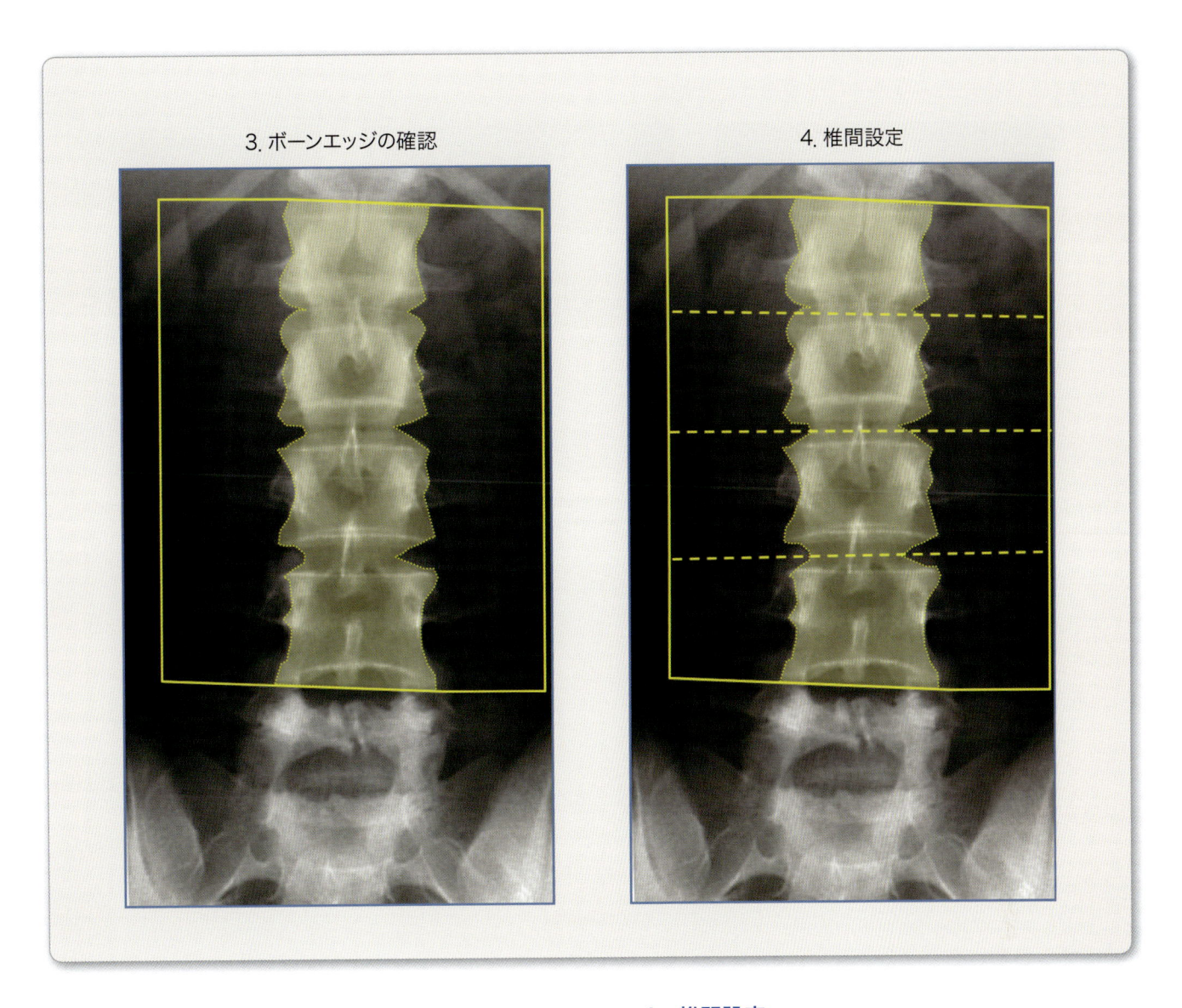

3. ボーンエッジの確認

　ボーンエッジは、各椎体において正確に捉えられているか否かの判断からなされる。ただし、被検者のBMD値によって状況は異なる。BMD値が比較的高い症例では、検出されたボーンエッジと画像上のボーンエッジがほぼ一致する。それに対して低BMD値の症例では、検出されたボーンエッジが画像上のボーンエッジよりも小さく、食い込んだ状態となる。この食い込みが著しい場合は、ボーンエッジの修正が必要となる。

4. 椎間設定

　椎間設定は、各椎間の傾きに応じて正確に設定する。

　以上のような手順でデータ解析を行う。解析に際しては、各DXA装置は自動解析プログラムを有しているが、自動では正しく解析されないということを前提として、すべての症例を上記の手順に従ってマニュアルで解析することが肝要である。

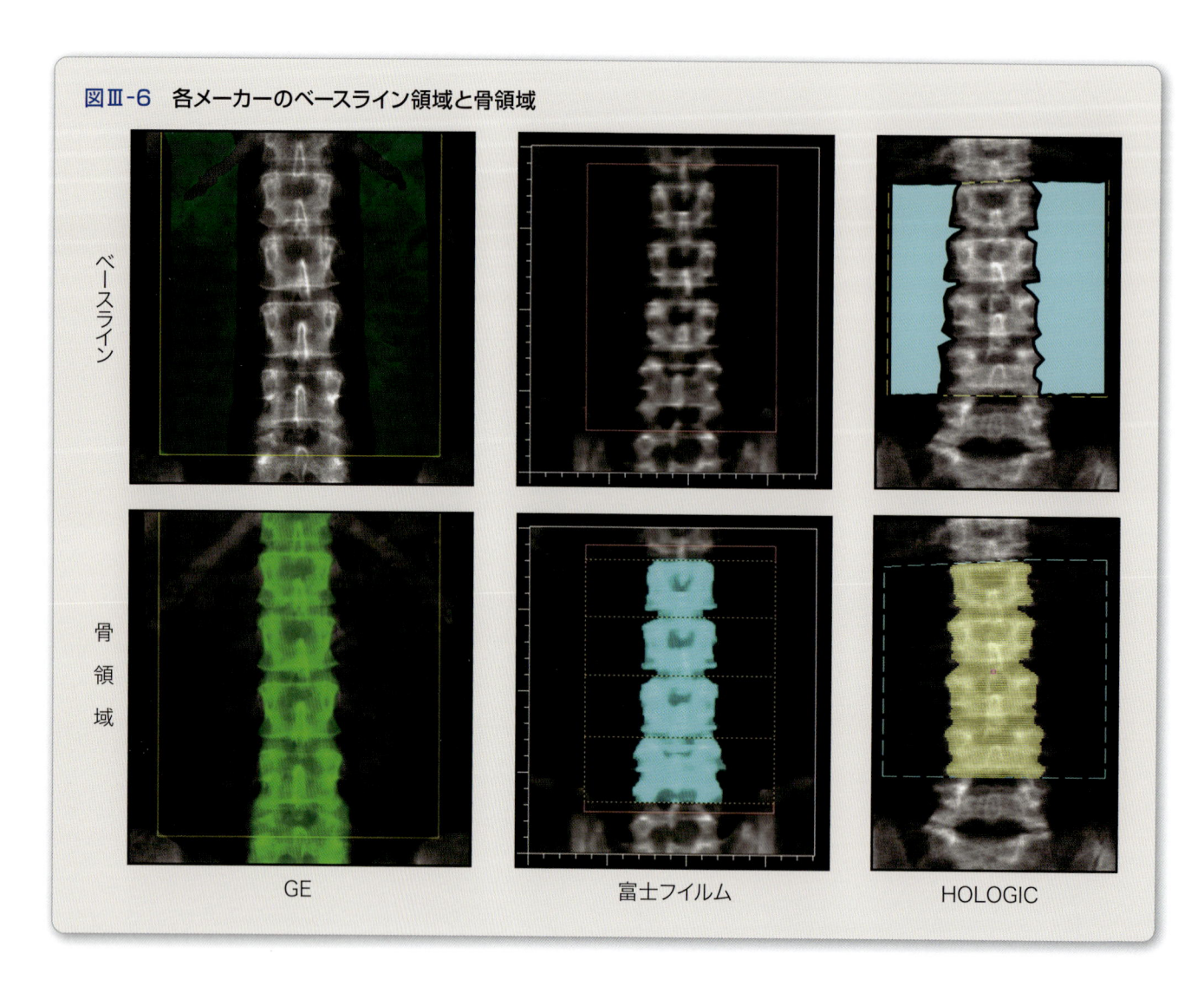

図Ⅲ-6　各メーカーのベースライン領域と骨領域

| | GE | 富士フイルム | HOLOGIC |

●ベースライン領域と骨領域

　ベースライン領域の設定法には、前述したようにscan area方式とglobal ROI方式がある（P. 25）。GEは前者の方式を、富士フイルムとHOLOGICは後者の方式をそれぞれ採用している。

　scan area方式では、スキャン終了後自動的にROI（region of interest）が設定され、図Ⅲ-6 GEに示すように緑の領域がベースライン領域として自動的に設定される。他方、global ROI方式は、設定されたglobal ROI内の軟部組織部（図Ⅲ-6 HOLOGICの水色の領域）がベースライン領域となる。

　骨領域については、GEではスキャンされた全範囲の椎体を骨領域として認識する。それに対して、富士フイルムとHOLOGICはglobal ROI内に含まれる椎体のみを骨領域として認識する。さらに、富士フイルムでは、global ROI内の定量範囲ではない椎体については骨領域として認識しない。

図Ⅲ-7　ベースライン領域設定時の注意点

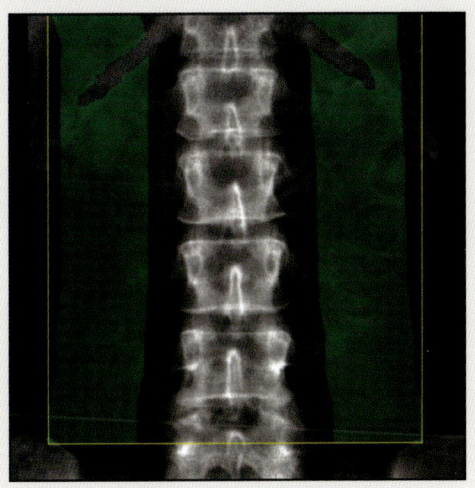

scan area方式
・スキャン長、スキャン開始位置は一定に
・ROIサイズとその位置は一定に

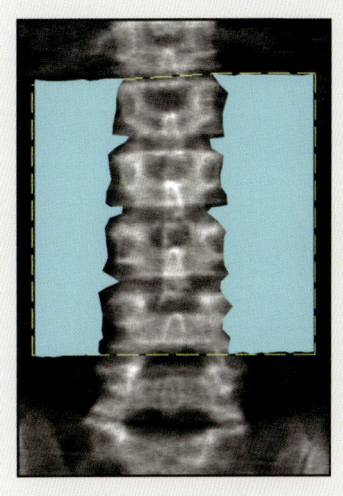

global ROI方式
・global ROIサイズは一定に
・椎体を中心に左右対称に

図Ⅲ-8　scan area方式のベースライン領域

スキャン範囲でベースライン領域が異なる

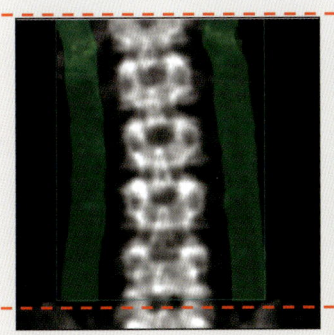

①適切な場合
②下方が入り過ぎた場合 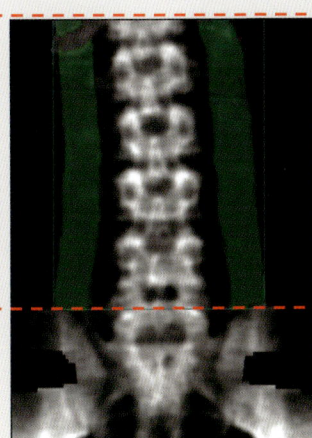
③上方が入り過ぎた場合 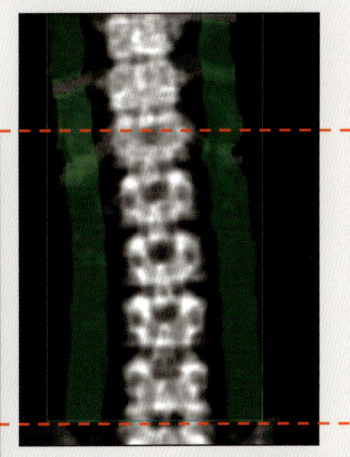

● **scan area方式の注意点**

　scan area方式は、スキャン範囲全域において椎体が認識されてROIが自動的に設定される。そして、ROI内の軟部組織部にベースライン領域が自動的に設定される。したがって、ベースライン領域はスキャンの開始位置やスキャン長に依存するので、それらを一定に保つことが必要である（図Ⅲ-7）。

　スキャン開始位置およびスキャン長については、①適切な場合、②下方が入り過ぎた場合、③上方が入り過ぎた場合がある（図Ⅲ-8）。図からも明らかなように、下方が入りすぎた場合は、スキャン終了位置が同じであればベースライン領域はほぼ同じであり、問題とはならない。一方、上方が入り過ぎた場合は、ベースライン領域が上方に広がるためベースラインの平均値の変動を招く可能性があり、問題となる。これは、得られるベースライン値の変動が、結果としてBMD値の変動をもたらすからである。

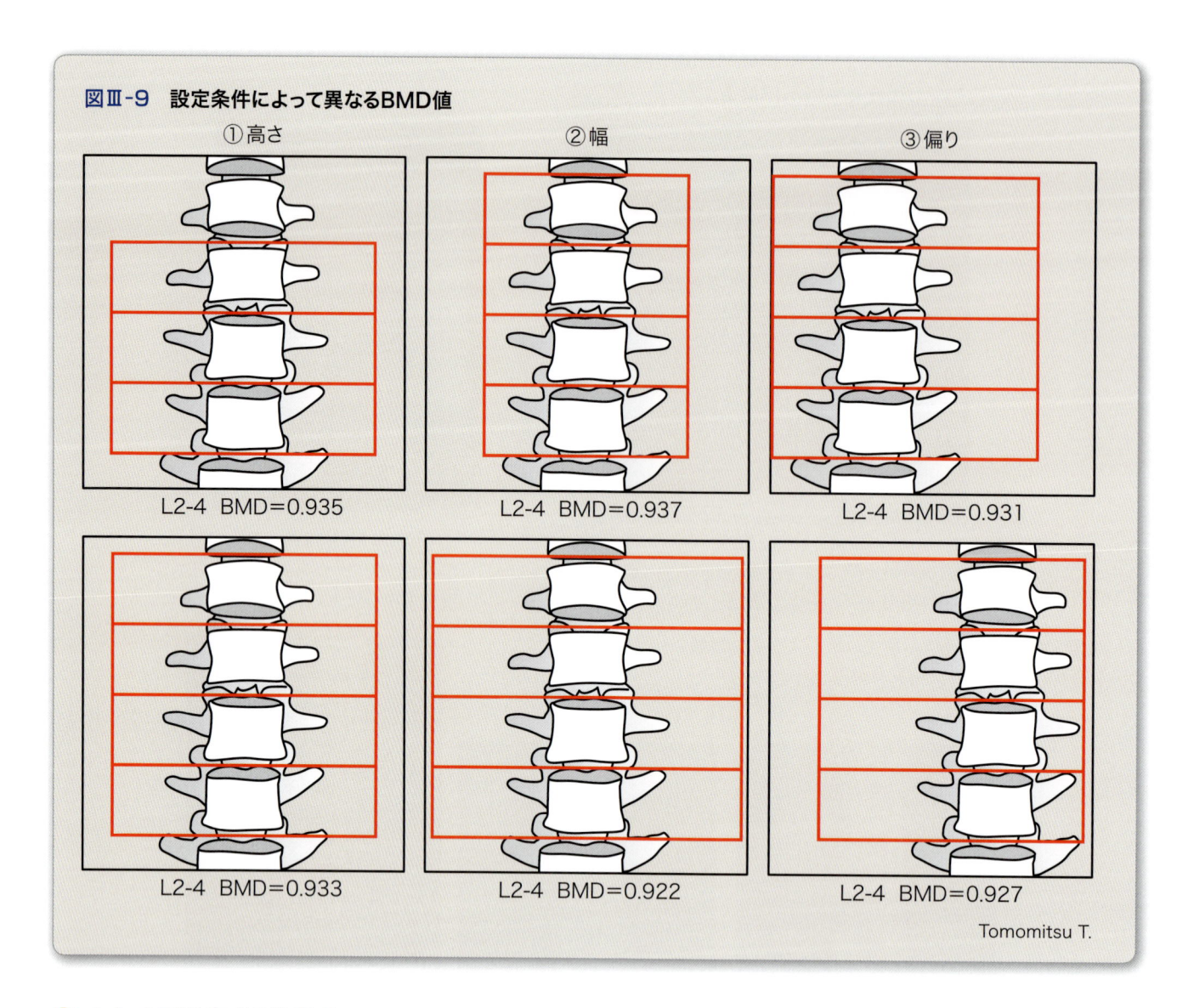

図Ⅲ-9 設定条件によって異なるBMD値

①高さ
L2-4 BMD=0.935
L2-4 BMD=0.933

②幅
L2-4 BMD=0.937
L2-4 BMD=0.922

③偏り
L2-4 BMD=0.931
L2-4 BMD=0.927

Tomomitsu T.

● global ROI 方式の注意点

global ROI 方式では、ROI サイズ（高さ、幅）と椎体に対する ROI 設定位置によって得られるベースライン値が異なってくる。したがって ROI サイズは一定とするとともに、椎体に対して左右対称に設定することが望まれる。ただし、ROI の高さについては、椎体がまっすぐに位置付けられた場合と、若干斜めに位置付けられた場合では差が生じるので、経過観察時に初回検査時のデータと同じ値を用いることが困難なことがある。しがって、可能な限り ROI サイズを一定とするためには、少なくとも ROI の横幅についは一定の値を用いることが必要となる。

図Ⅲ-9は、ファントムを測定した時、① ROI の高さを変えた場合、②幅を変えた場合、③椎体に対して偏って ROI を設定した場合に得られる BMD 値を示している。それぞれの設定条件によって BMD 値が異なっていることが理解できる。また、ファントムではどの部位でも軟部組織の組成は均一であるが、臨床の被検者では脂肪と筋肉が混在するため均一ではない。したがって、ROI 設定法の違いによる BMD 値の変動は、臨床データのほうがファントムのデータよりも大きくなる。

図Ⅲ-10　経過観察における骨輪郭不一致の例

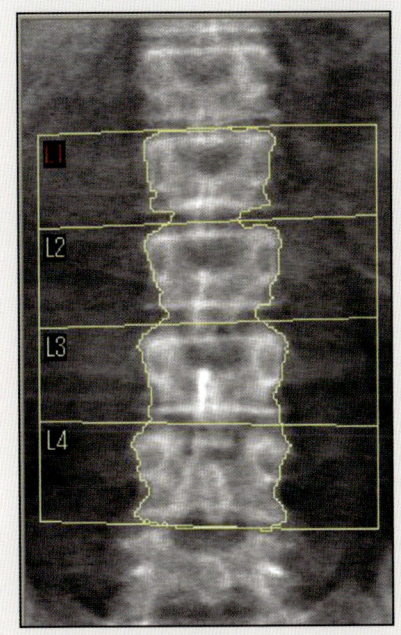

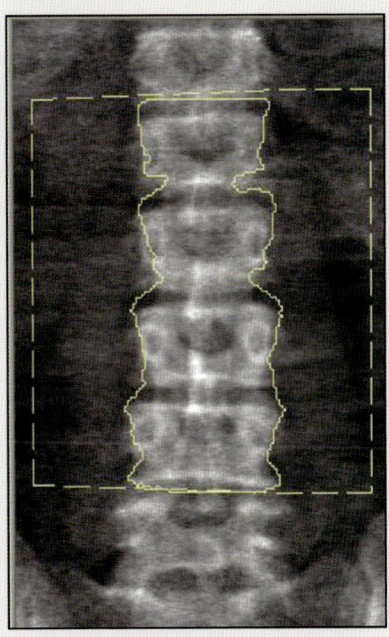

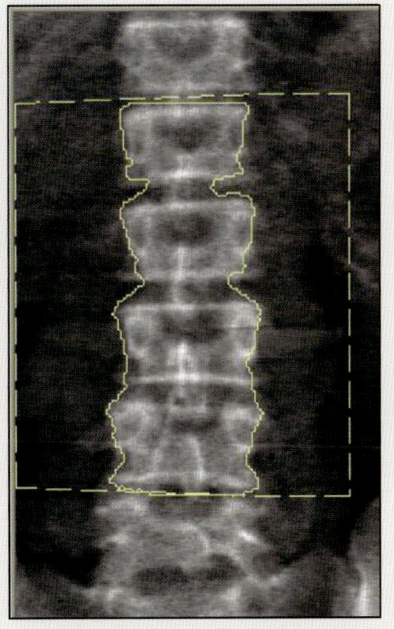

初回検査時のデータ　　　　経過観察時のデータ　　　　再スキャンデータ

● **経過観察における骨輪郭の不一致**

　経過観察における2回目以降のデータ解析は、コンペアモードを使用して初回検査時のデータと比較しながら実施される。この際に、スキャンデータの不良が検出できることがある。その例として、初回検査時のデータと経過観察時データの骨輪郭が異なった症例を示す（図Ⅲ-10）。

　両者の骨輪郭が異なる原因としては、体位が異なることや、測定椎体に新規骨折が生じた場合などが考えられる。体位については、両者の画像からほぼ差がないことが理解される。新規骨折については、画像上では明らかな骨折は認められなかった。再スキャンを実施したところ、初回検査時のデータと骨輪郭がほぼ一致した画像が得られた。これにより、骨輪郭の不一致は、体動によるものと判断した。

　このように、同じような体位で測定がなされていれば、コンペアモードによる解析によって画像からでは判断が難しいような体動などによるスキャンデータの不適を確認できることがある。

図Ⅲ-11　要解析例
A　片側に大きな骨棘を認める症例
B　骨領域が途中で切れている症例

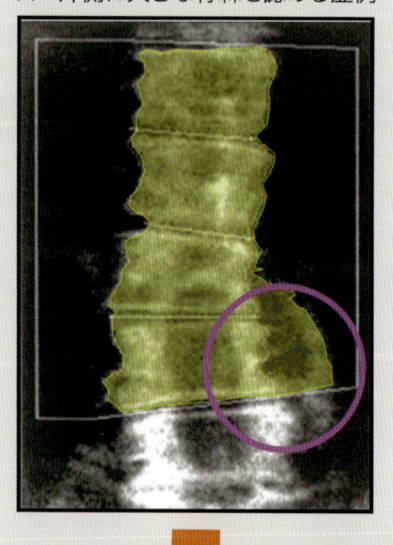

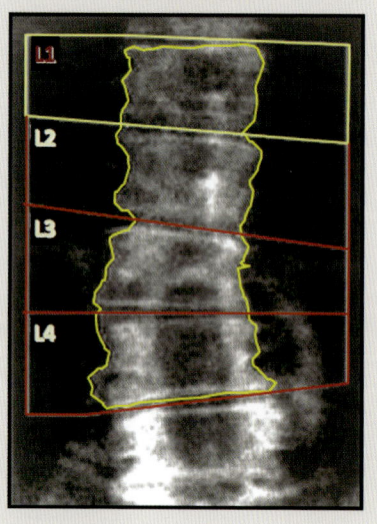

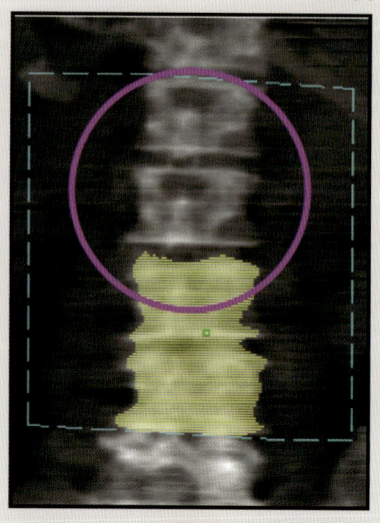

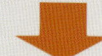

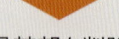

骨棘部を削除
マニュアルでボーンエッジをトレース

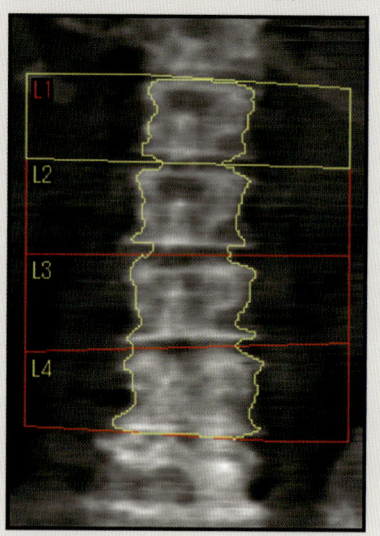

● 要再解析例（ボーンエッジの不良）

1. 片側に大きな骨棘を認める症例

　図Ⅲ-11Aのように、骨棘によって骨面積が明らかに大きくなっている場合は、骨棘部を避けて椎体のボーンエッジに沿ってマニュアルで骨輪郭を訂正する。ただし、椎体をブリッジングしているような骨棘では、再現性を保つためには逆に骨棘部を削除しないほうが良い場合もあるので、症例に応じて判断することが必要である。

2. 骨領域が途中で切れている症例

　椎体は一続きのものとして認識されるプログラムであるため、椎間部の骨量があまりにも低い場合は図Ⅲ-11Bのように骨領域の「途中切れ」が生じる。このような場合は、マニュアルで描画されていない椎体のボーンエッジをトレースする必要がある。

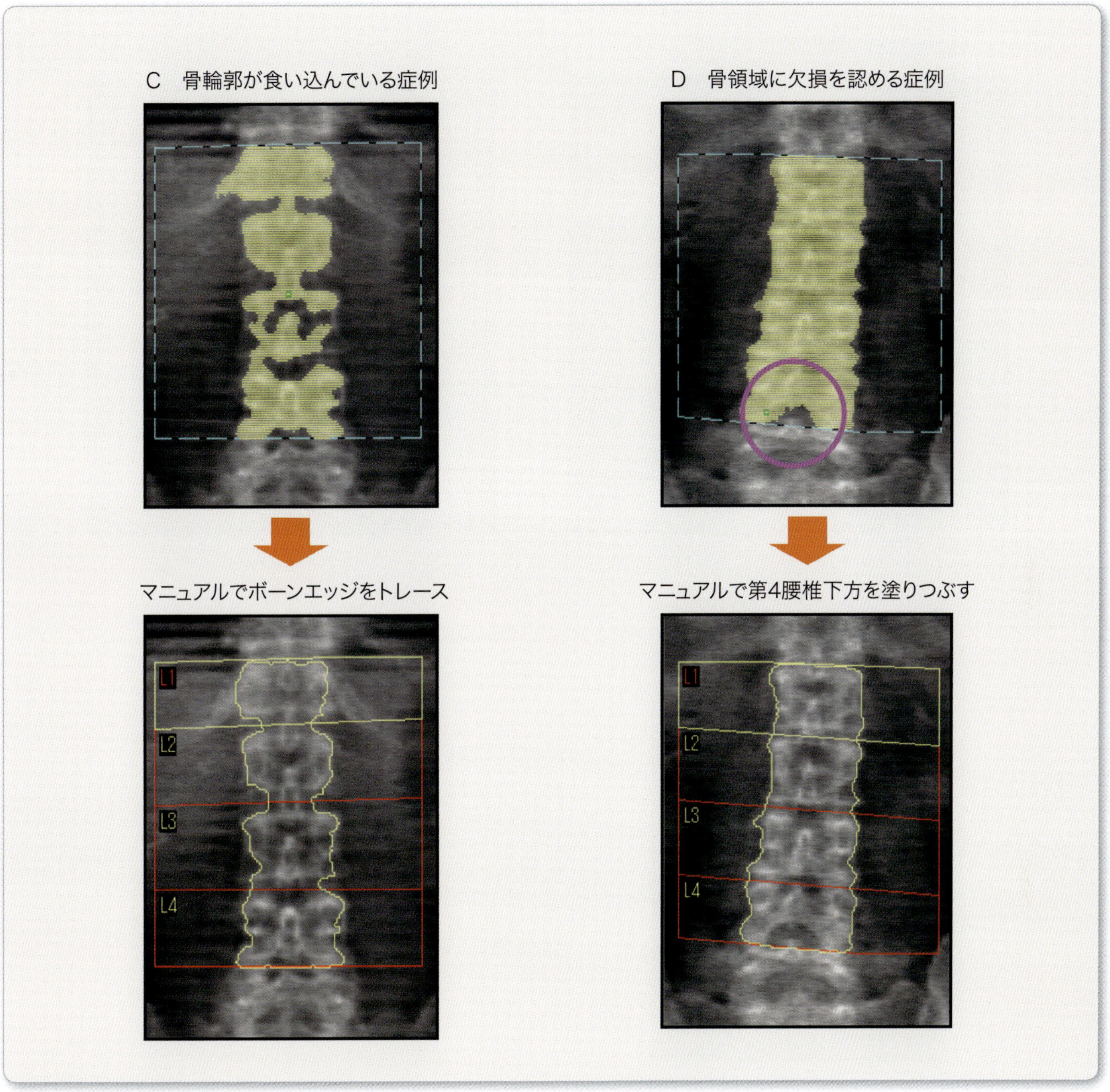

C 骨輪郭が食い込んでいる症例　　　　　D 骨領域に欠損を認める症例

↓ マニュアルでボーンエッジをトレース　　↓ マニュアルで第4腰椎下方を塗りつぶす

3. 骨輪郭が食い込んでいる症例

　椎体の骨量がベースラインの平均値よりも低い場合に生じる（図Ⅲ-11C）。このような症例では、経過観察時にベースライン値のわずかな違いによって骨輪郭が大きく変わる可能性があり、骨面積の再現性が保てない。したがって、骨輪郭をマニュアルで修正する必要がある。ただし、適切な基準を設けることは難しく、経験則によって行うしか方法はない。

4. 骨領域に欠損を認める症例

　この種の欠損は、椎間部の骨量が低値であることに起因するので、測定対象椎体の上端と下端で生じやすい。欠損領域のサイズは、骨量だけでなくエックス線錘と椎間の向きとの関係にも依存する。つまり、エックス線錘に対して椎間が平行であれば欠損領域は大きく、斜めであれば小さくなる。したがって、骨面積の再現性を保つためには、この種の欠損部はマニュアルで塗りつぶしておくことが必要となる（図Ⅲ-11D）。

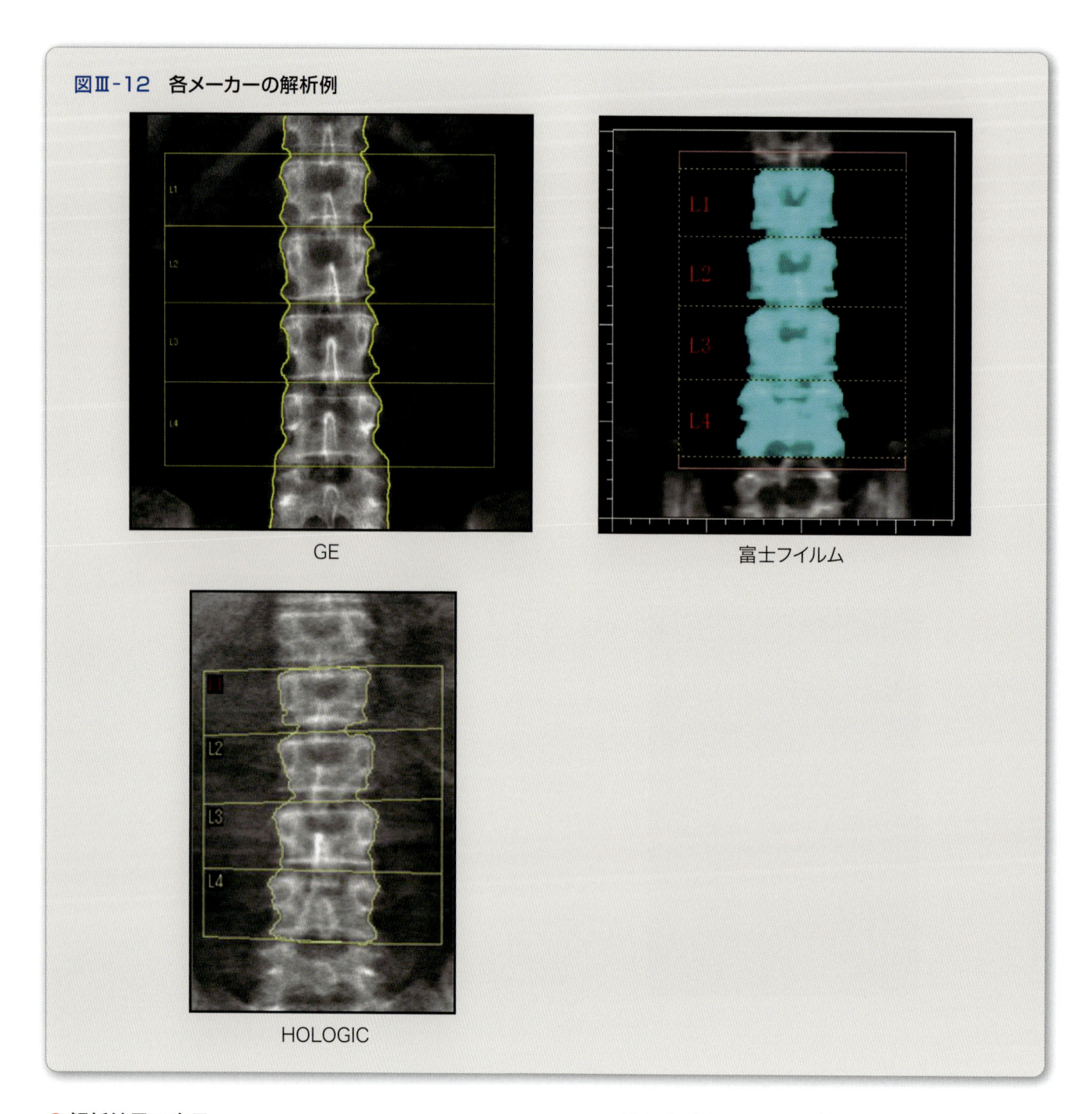

図Ⅲ-12　各メーカーの解析例

GE

富士フイルム

HOLOGIC

● 解析結果の表示

GEでは、第1腰椎（L1）から第4腰椎（L4）の1椎体ごとのBMD値と、複数の椎体を組み合せた6種類の平均BMD値（L1-L2, L1-L3, L1-L4, L2-L3, L2-L4, L3-L4）が結果として表示される。

富士フイルムとHOLOGICでは、L2-L4を解析した場合、1椎体ごとのBMD値とL2-L4の平均BMD値が表示される。そして、現状ではL1-L4の平均BMD値を表示するには、再解析する必要がある。

2012年現在、日本骨代謝学会が発表している腰椎BMD値の日本人の基準値は、L2-L4のBMD値のみであり、椎体ごとの基準値やL1-L4の基準値は発表されていない。つまり、L2-L4以外の基準値は各メーカーのデータに基づくものであり、母集団がL2-L4のそれとは異なることに留意する必要がある。

腰椎のデータ解析チェックリスト

初回検査では
1. global ROI の設定は適切か（GE では不要）
2. 椎体の同定は適切か
3. ボーンエッジは適切か
4. 椎間設定は適切か

経過観察では
1. global ROI の横幅は初回と同じか（GE では不要）
2. ボーンエッジ、椎間設定は初回と同様か
3. 骨面積の変動は 5％未満か

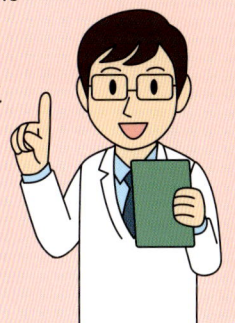

表Ⅲ-6 腰椎の要再スキャン・要再解析の原因（n=935）

要再スキャンの原因

	n	%
スキャン位置不良	22	2.4
スキャン不足	6	0.6
体動	3	0.3
異物	11	1.2
計	42	4.5

P.14参照

要再解析の原因

	n	%	誤差(%)*
global ROIの偏り	48	5.1	2.7
椎体誤認	22	2.4	8.7
ボーンエッジの不良	26	2.8	2.9
椎間設定の不良	77	8.2	2.7
計	173	18.5	3.5

*：再解析前と再解析後のBMDの差

Tomomitsu T.

● 腰椎の要再スキャン、要再解析率

表Ⅲ-6 は P.14 の要再スキャンおよび要再解析率のデータの腰椎についての原因を示したものである。

要再スキャンの原因は、スキャン位置の不良、つまりスキャンされた画像において椎体が左右どちらかに偏っている、あるいは斜めに描画されている症例が2.4％と最も多い。次いで、除去可能な異物が描画されている症例が1.2％認められる。異物については、簡単に判断できることであり、単純なケアレスミスといえる。

要再解析については、椎体誤認が8.7％と最も多い。この比率は、DXA画像で判断できる腰椎が5椎体で最下端の肋骨が第12胸椎にある椎体分節が正常な症例における比率である。椎体同定は、誤認すると適切に同定された場合に比べてBMD値に大きな誤差（8.7％）を生じるので、慎重に行うことが必要である。

測定技術編 Ⅳ　大腿骨近位部の測定

1. 測定のための位置付け

1　被検者をスキャナー台の中央に位置付ける。
　　測定対象側は、左右いずれを選択してもよい。

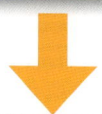

↓

2　被検者の体位は、仰臥位で下肢を内旋20°とし、大腿骨の前捻角を補正する。その際、体位保持のために固定具を使用する。

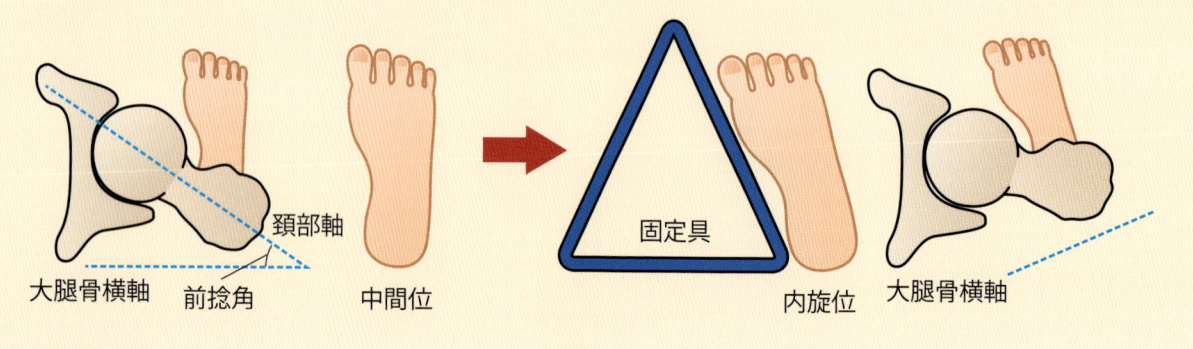

大腿骨横軸　前捻角　頚部軸　中間位　→　固定具　内旋位　大腿骨横軸

↓

3　測定可能範囲内に測定部位が位置付けられていることを確認する。

↓

4　被検者の正中線と装置本体とが平行であることを確認する。

↓

5　レーザービームで位置を確認しながら、検出器を測定開始位置に合わせる。

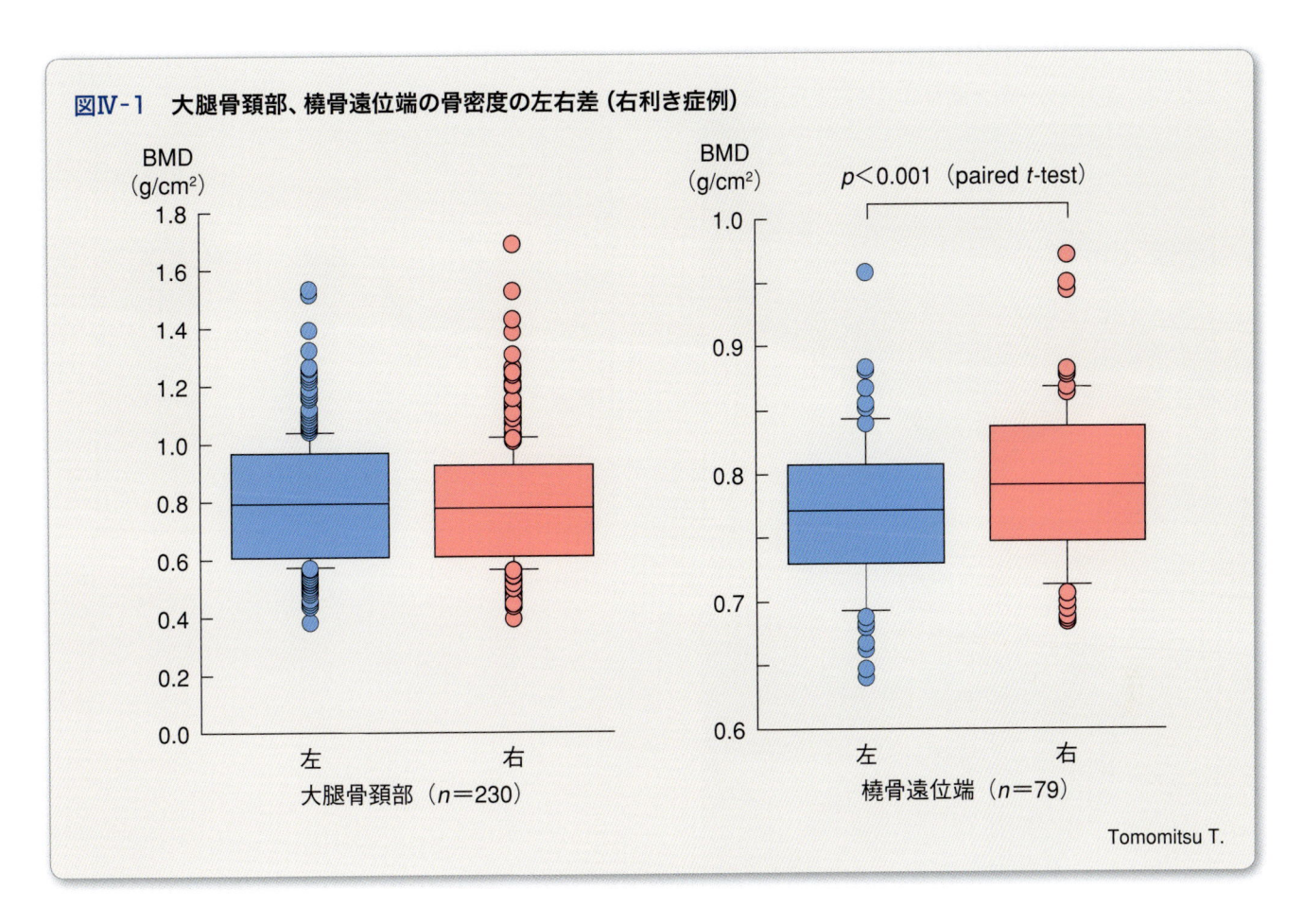

図Ⅳ-1 大腿骨頚部、橈骨遠位端の骨密度の左右差（右利き症例）

大腿骨頚部（n=230）

橈骨遠位端（n=79）　$p<0.001$（paired t-test）

Tomomitsu T.

● 骨密度の左右差

　大腿骨近位部の測定において、左右どちらを測定対象とするかは定められていない。現状では、欧米ではほとんど左側が測定され、わが国では右側測定と左側測定がほぼ同程度に行われている。

　左右の大腿骨頚部BMD値を比較すると、統計学的な有意差は認められない。一方、橈骨遠位端のBMD値については、右利きの症例の左側は右側に比して明らかに低値を示す（図Ⅳ-1）。

　橈骨では、右利きは右腕を使用する頻度が反利き手である左腕よりも明らかに多いため、BMD値の差が生じたと考えられる。他方、大腿骨については、バスケットボールや幅跳びの選手のように踏み切り足に極端に荷重をかける機会が多い例を除けば、両足に均等に荷重がかかるため、左右差が生じなかったと思われる。

　測定対象として左右いずれを選択するかについては、BMD値からみれば左右どちらでもよいといえるので、測定しやすい側を選択するのが順当である。

図Ⅳ-2 各メーカーの大腿骨近位部測定用固定具

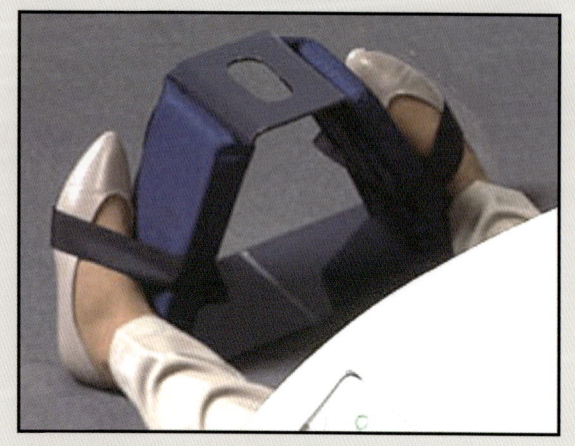

GE

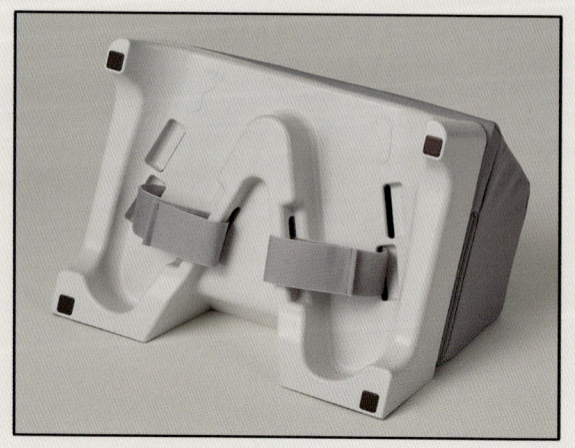

富士フイルム

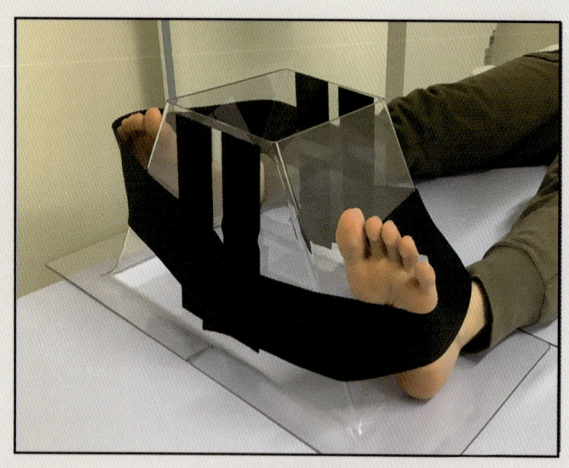

HOLOGIC

● **大腿骨近位部測定用の固定具（装置付属固定具）**

　大腿骨近位部測定用の固定具は、大腿骨前捻角を再現性よく補正するために用いられる。

　大腿骨近位部測定用として、メーカー各社がそれぞれ専用固定具を備えている（図Ⅳ-2）。各社ともに、二等辺三角形をした固定具の両斜辺に足をテープで固定する方式で、二等辺三角形の両端の角度は大腿骨の前捻角（約20°）を考慮して約70°となっている。

　固定の際は、足の内側を固定具の斜台に固定する。このとき、膝を十分に伸ばした肢位をとらせることが肝要である。足底が斜台に接するように固定された場合、足先はあたかも内旋しているように見えるが、膝が曲がってしまうため十分な前捻角の補正はなされない。

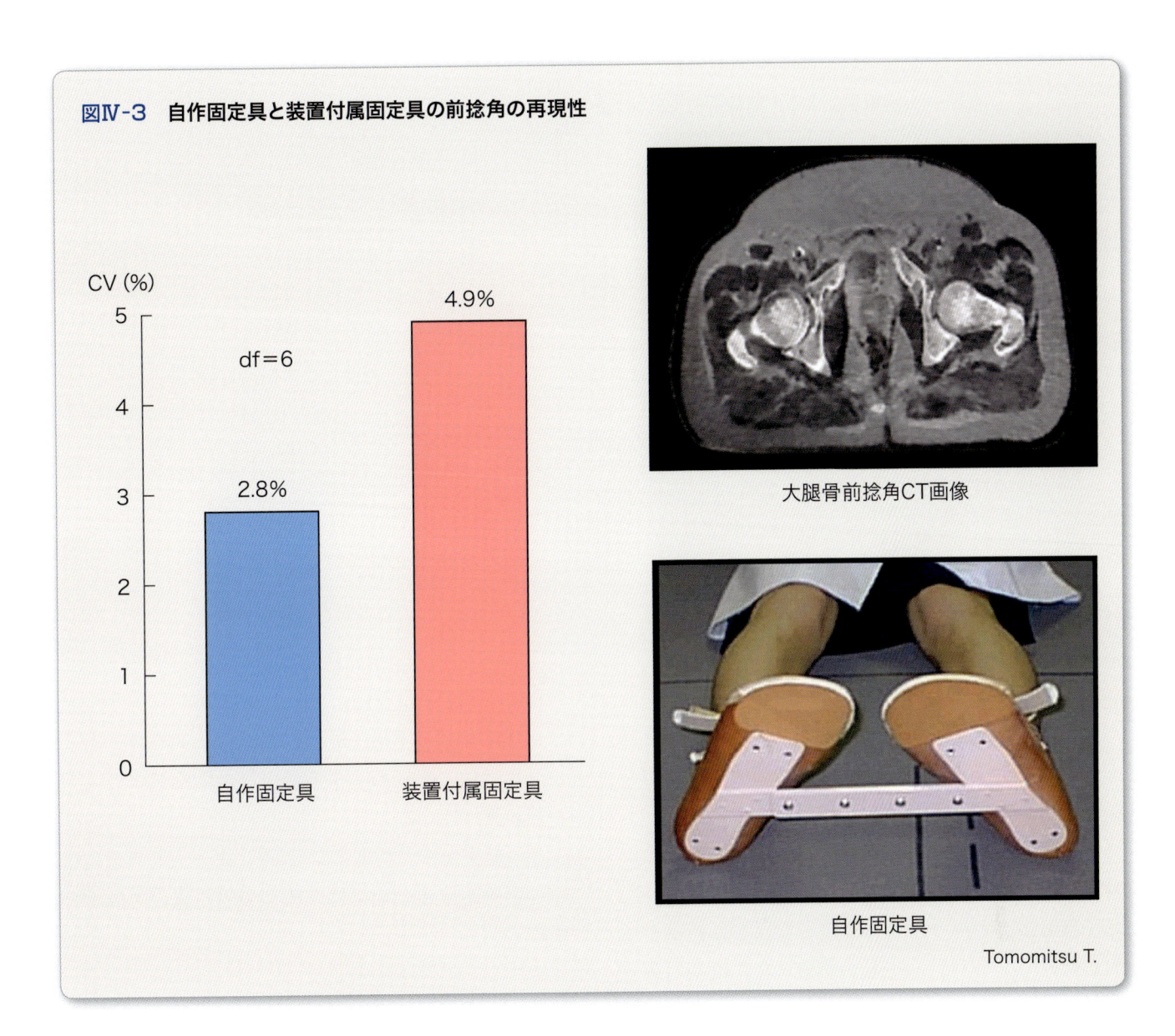

図Ⅳ-3 自作固定具と装置付属固定具の前捻角の再現性

大腿骨前捻角CT画像

自作固定具

Tomomitsu T.

● 固定具の比較 ―大腿骨前捻角の再現性

　固定具による大腿骨前捻角の再現性について、装置付属の固定具と靴型の自作固定具で評価した結果を示す（図Ⅳ-3）。なお、前捻角の測定は、CT画像を用いて行った。

　前捻角の再現性は、自作固定具が2.8％であり、装置付属固定具のそれは4.9％である。このことは、自作した靴型の固定具のほうが、装置付属の固定具よりも再現性よく前捻角の補正が行えることを示している。

　自作固定具は、ショートブーツ型なので足関節が90°に保たれて固定される。これにより、被検者の膝が自然に伸展した肢位となり、固定具の設定角度どおりの内旋位が得られる。それに対して、装置付属の固定具では、足先を固定するのみなので必ずしも膝が伸展した肢位とはならない。この違いが、再現性の差になったと推測される。

表IV-1 固定具による大腿骨近位部BMD値の再現性

		df	精度(CV, %) 付属固定具	精度(CV, %) 自作固定具
GE	頚部	25	1.22	1.27
	転子部	25	1.22	1.17
	トータル	25	0.83	0.61
富士フイルム	頚部	3	1.75	1.17
	転子部	3	1.17	1.76
	トータル	3	1.79	0.38
HOLOGIC	頚部	16	1.76	1.55
	転子部	16	2.28	1.43
	トータル	16	1.29	0.96

Tomomitsu T.

● **測定値の再現性（固定具による違い）**

靴型の自作固定具は、大腿骨前捻角の再現性を向上させるが、それが測定値の再現性向上に結びつくか否かが問われる。

大腿骨近位部の測定値（BMD値）について、各メーカーの固定具と自作固定具を用いて、大腿骨頚部、転子部およびトータルの再現性を検討した結果を示す（表IV-1）。ただし、3社の測定の自由度や対象者の背景は同じではない。

自作固定具のBMD値の再現性は、メーカーおよび測定部位にかかわらず装置付属の固定具よりもおおむね優れている。

この結果から、精度よくDXAによる大腿骨近位部の骨量測定するためには、靴型の固定具の普及が望まれる。

2. スキャン

1 患者に対して　①検査中は動かないこと
　　　　　　　　②通常の呼吸でよいこと
　　　　　　　　③検査時間　　　　　　　などを知らせる。

⬇

2 スキャンモードとして遅いモードを選択する。

⬇

3 ディスプレイ上に描出されるイメージで大腿骨の位置を確認する。
　不適切な場合（スキャン開始位置の不良や体動など）には、スキャンを停止する。
　再スキャンは、ディスプレイ上に表示されているイメージを参照して、至適開始位置に合わせて行う。

⬇

4 スキャンの終了
　下記のチェックリストの全項目が満たされるデータが得られた場合とする。

大腿骨近位部スキャンのチェックリスト

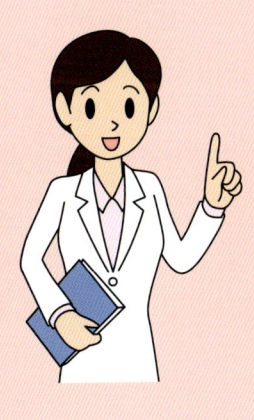

1. 大腿骨骨幹部がまっすぐになっているか
2. 正しく内旋位になっているか
3. 大腿骨頚部、大転子および骨頭が完全に描画されているか
4. トータルの計算に必要な ROI が設定できるか
5. 体動、アーチファクト、異物の混入はないか

表Ⅳ-2　スキャンモードと測定精度

スキャンモード	精度(CV, %) 頚部	精度(CV, %) トータル
array (df=79)	2.10	1.32
fast (df=40)	2.46	1.78
Explorer (df=22)	2.24	1.81

図Ⅳ-4　大腿骨近位部スキャンの位置付け

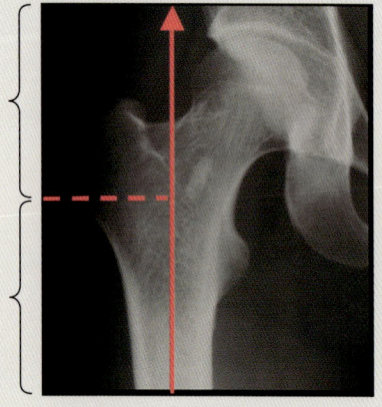

・大転子を中央に
・骨幹部をまっすぐに

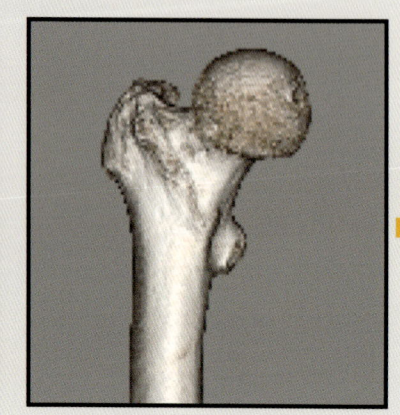

・内旋の不良を直す

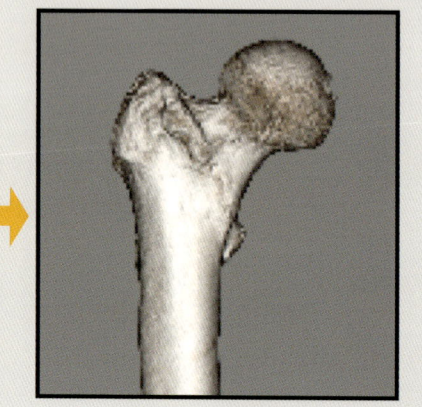

適切な内旋位

● スキャンモードと測定精度

　複数のスキャンモードを有する装置では、スキャンスピードの遅いモードを選択する。参考データとして、HOLOGIC社製の装置における各スキャンモードとその測定精度を示す（表Ⅳ-2）。

● 大腿骨近位部スキャンの位置付け

　大腿骨近位部の位置付けは、まず外転や内転のないように骨幹部の中心線をまっすぐにする。次いで、固定具を使用して前捻角の補正を行う（図Ⅳ-4）。

　前捻角補正の良否の判定は、スキャンされた画像から行う。前捻角の補正が不良の場合は、大転子の後方成分が大腿骨頚部の上縁と重なり、解析時に大腿骨頚部ROIを正しく設定できなくなる。それに対して補正が良好な場合は、まったく問題なく大腿骨頚部ROIを設定できる。ただし、前捻角には個体差があるため、症例によっては大転子の後方成分と大腿骨頚部の上縁の若干の重なりを生じることがある。このような場合は、その重なりが大腿骨頚部ROIの設定を妨げない範囲であれば、前捻角の補正は可とする。

　スキャン範囲としては、①画像上に定量範囲が十分に入っていること、②大転子中央のラインを中央として上下が等分に描画されていることが必要である。

図Ⅳ-5　要再スキャン例

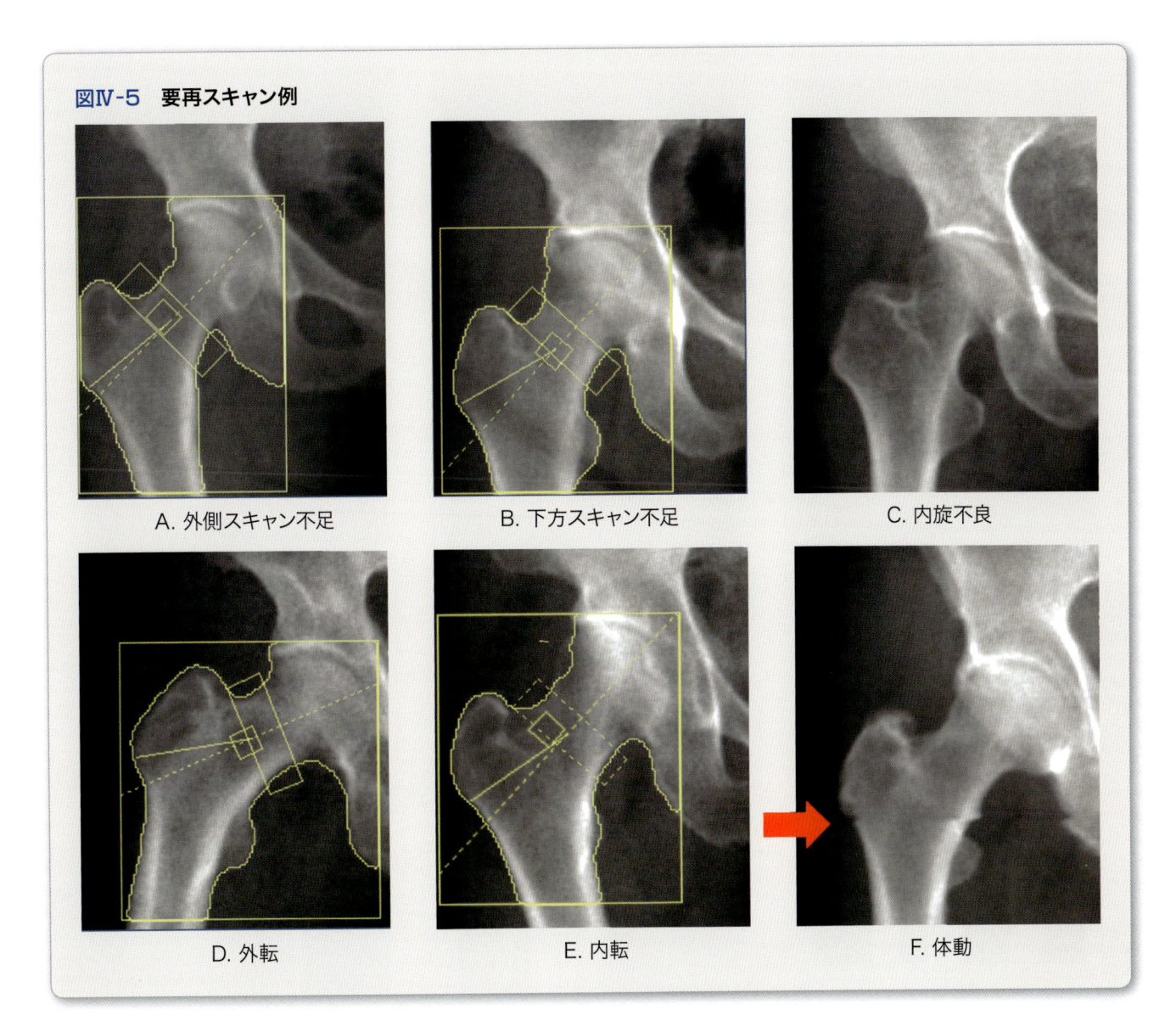

A. 外側スキャン不足　　　B. 下方スキャン不足　　　C. 内旋不良

D. 外転　　　E. 内転　　　F. 体動

●要再スキャン例

再スキャンは、スキャンのチェックリスト(P.59)の5項目を満たしていない症例が対象となる。

大腿骨骨幹部が外転位もしくは内転位の場合、その角度が5°以上であれば再スキャンの対象となる。内旋位については、前項に記載したように大腿骨頚部ROIを正しく設定できないデータは再スキャンの対象となる。

スキャン不足については、トータルBMDの計算に必要な範囲が十分に含まれていない、つまりglobal ROIの4辺のいずれか1辺が規定どおり設定できない場合がそれに当たる。

体動および異物については、腰椎と同様である。ただし、除去不可能な異物が存在する場合は、反体側を測定の対象とする。

表Ⅳ-3 大腿骨近位部BMDの測定精度

	精度(CV, %)	
	頸部	トータル
位置付け良好		
骨幹部がまっすぐで内旋20°(df=79)	2.10	1.32
位置付け不良		
① 外転もしくは内転／まっすぐ(df=13)	4.04	2.02
② 2回とも外転(df=49)	2.16	1.77
③ 2回とも内転(df=27)	2.24	1.97
④ 内旋0°／内旋20°(df=12)	5.19	3.34

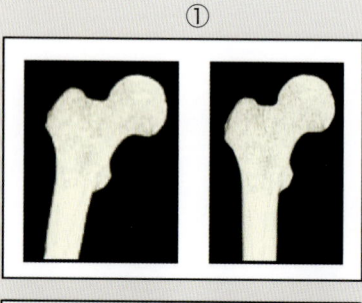

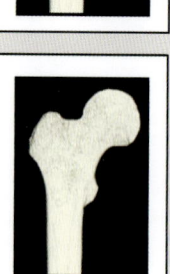

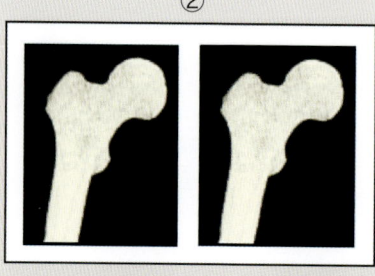

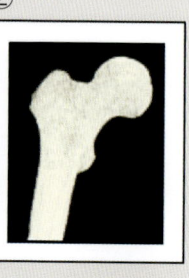

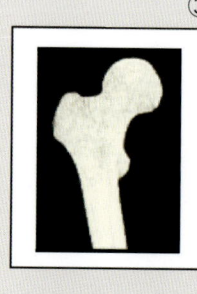

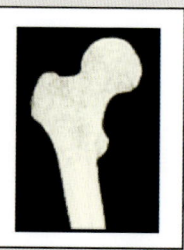

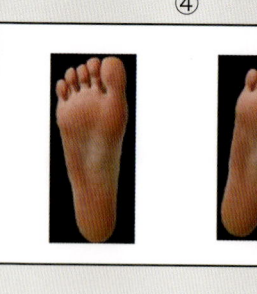

Tomomitsu T.

● 大腿骨近位部BMDの測定精度

　大腿骨頸部BMDとトータルBMDの測定精度を、3ヵ月以内に2回測定したデータから算出したものを示す(表Ⅳ-3)。対象は、2回の測定がともに正しい体位の症例と、①2回のうちいずれか1回が外転位もしくは内転位の症例、②2回ともに外転位の症例、③2回ともに内転位の症例および、④2回のうち1回が内旋不良の症例である。

　測定精度は、内転、外転もしくは内旋の不良などの体位の影響が大きく、正しい体位で測定された場合よりも明らかに測定精度が低下する。特に、内旋不良における測定精度の低下が顕著である。また、体位の不良が測定精度に及ぼす影響は、腰椎の測定精度と比較すると、大腿骨近位部のほうが明らかに大きい。

　体位不良の誤差要因としては、内転位と外転位についてはベースライン領域を同じように設定できないことが、内旋位については大腿骨頸部ROIを適切に設定できないことや骨面積が減少することなどが挙げられる。

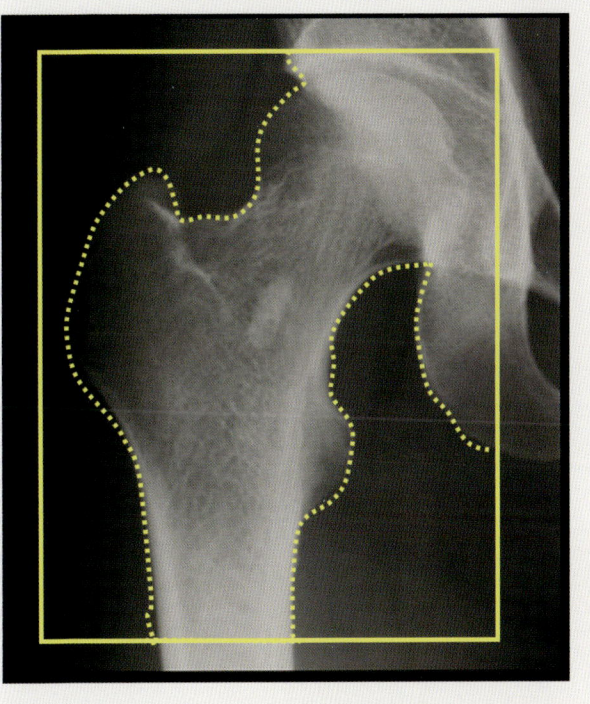

3. データ解析

図Ⅳ-6 データ解析の手順

1. global ROIの設定

2. ボーンエッジの確認

※GEでは不要

● データ解析の手順

1. global ROI の設定

global ROI方式を採用している装置（富士フイルム、HOLOGIC）では、計算領域であるglobal ROIの設定を行う。設定するglobal ROIの位置と大きさは、メーカーによらずほぼ同様である。GEの装置では、ベースライン領域の設定が自動的になされるためマニュアルによる設定の必要はない。

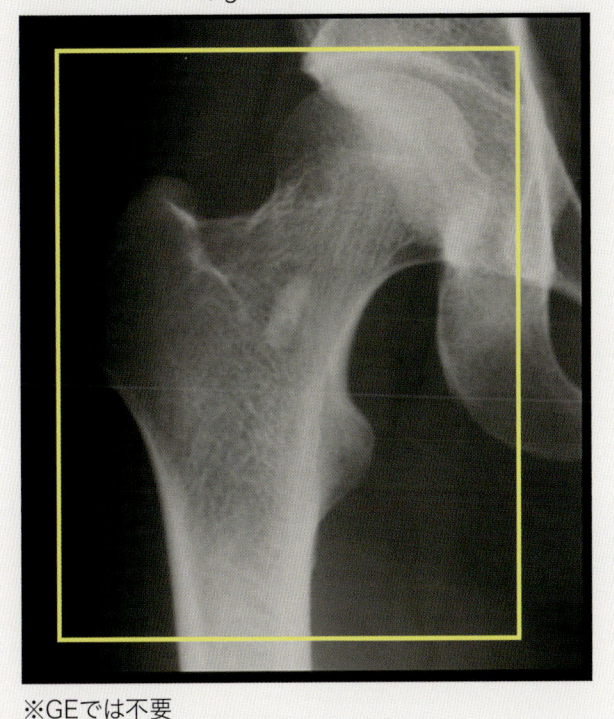

2. ボーンエッジの確認

ボーンエッジの確認は、大腿骨近位部のボーンエッジが捉えられているか否かの判断からなされる。大腿骨近位部の骨輪郭は、腰椎のそれとは異なり、正しく描出される比率は高い。ただし、被検者のBMD値が低い症例においては、しばしば大腿骨頚部の上縁から骨頭にかけてボーンエッジが実際の骨輪郭よりも食い込んだ状態を呈する。この食い込みについては、大腿骨頚部軸や大腿骨頚部ROIの自動設定に影響するので、ボーンエッジを適切に修正する必要がある。

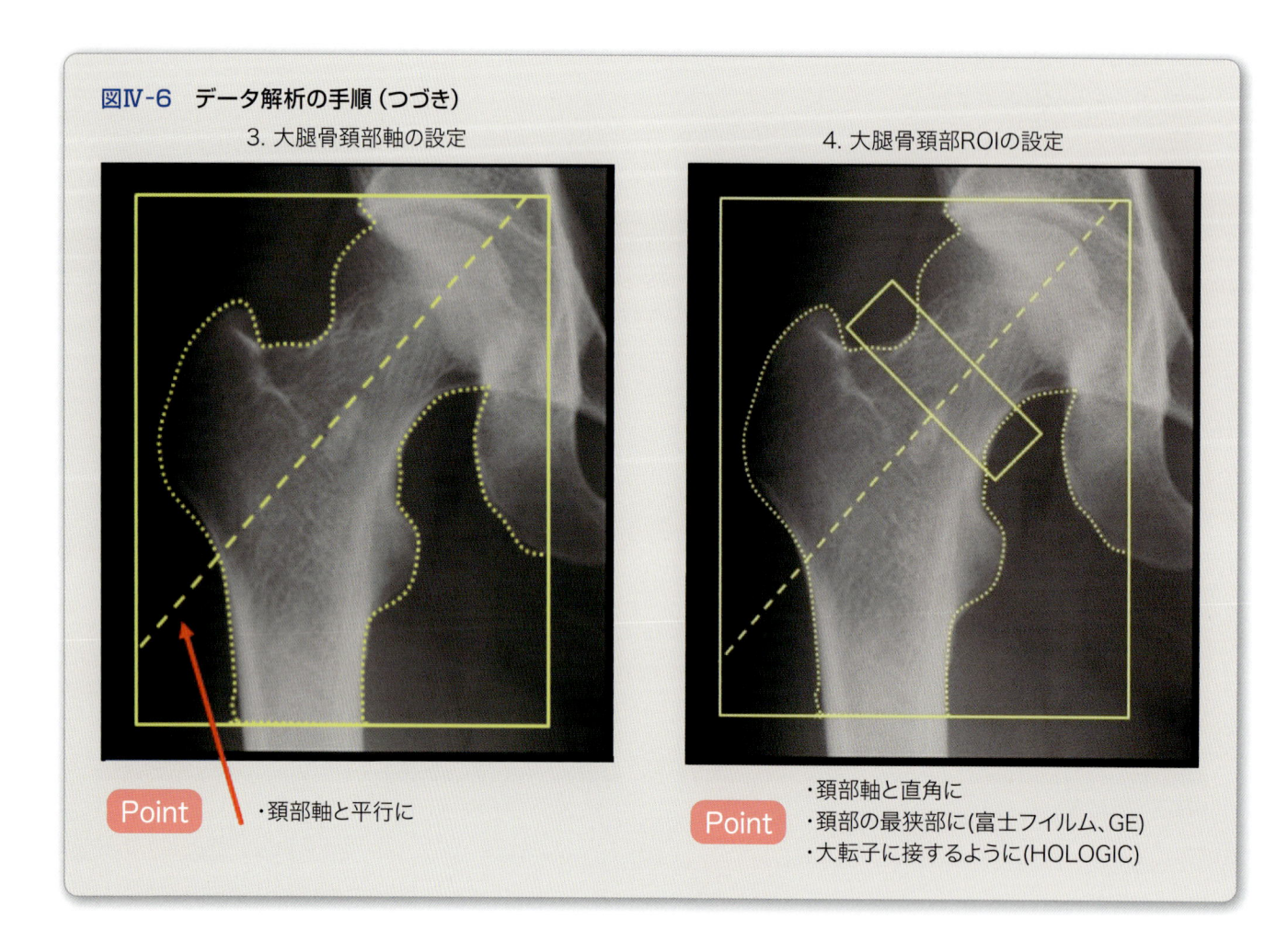

図Ⅳ-6 データ解析の手順（つづき）

3. 大腿骨頚部軸の設定

4. 大腿骨頚部ROIの設定

Point
・頚部軸と平行に

Point
・頚部軸と直角に
・頚部の最狭部に(富士フイルム、GE)
・大転子に接するように(HOLOGIC)

3. 大腿骨頚部軸の設定

大腿骨頚部軸は、頚部中央を通り、大転子下端に達するように設定する。その設定位置は、以後の計算、特に大腿骨頚部 ROI の設定位置に直接影響するので正確に行う必要がある。

4. 大腿骨頚部 ROI の設定

大腿骨頚部 ROI は、大腿骨頚部軸（neck axis）と直角になるように設定する。その設定位置は、メーカーによって異なり、GE と富士フイルムでは大腿骨頚部の最狭部に、HOLOGIC では大転子と接するように設定する。

以上のような手順でデータ解析を行う。解析に際しては、腰椎の項でも記載したように、すべての症例をマニュアルで解析することが肝要である。

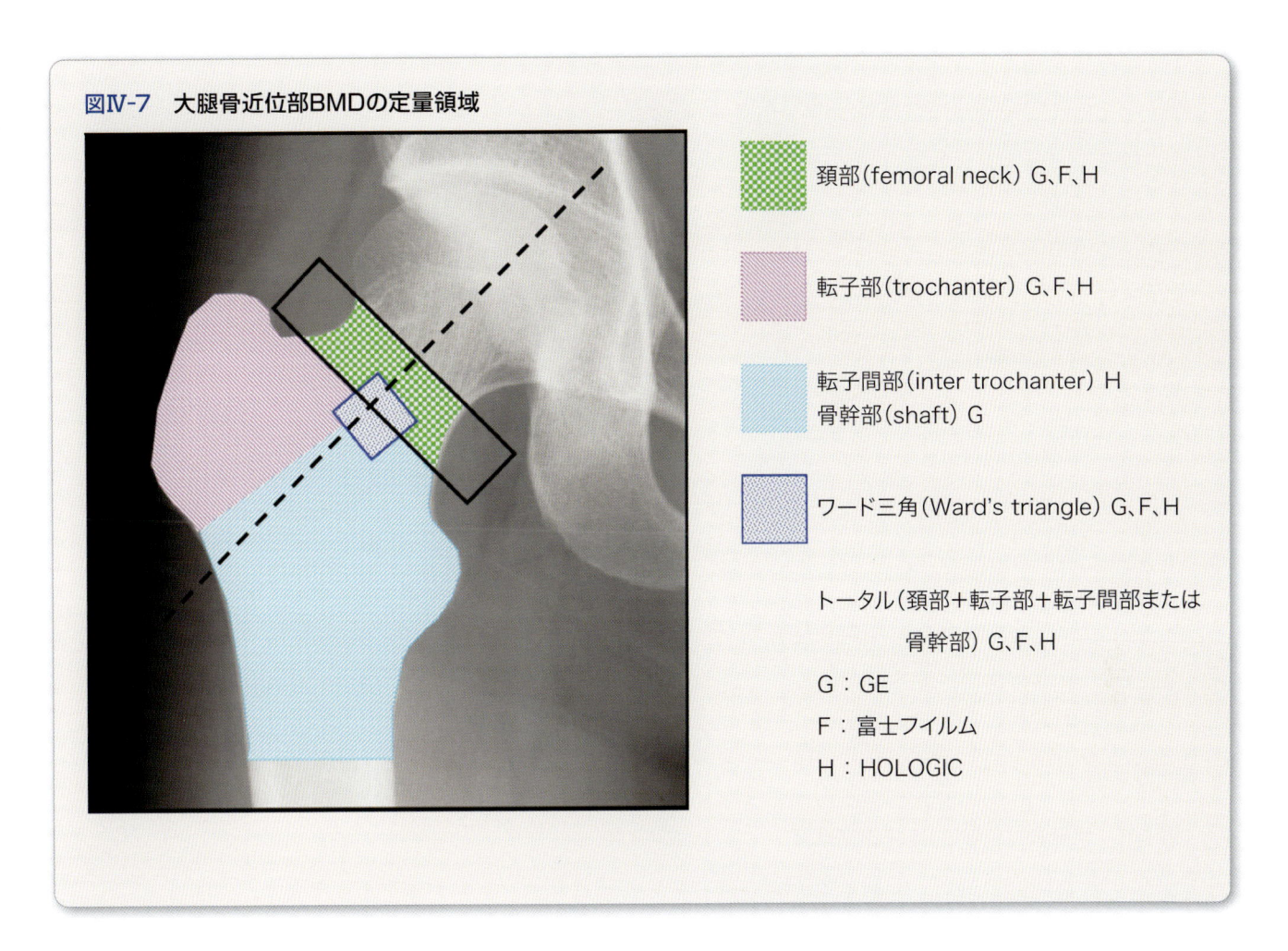

図Ⅳ-7　大腿骨近位部BMDの定量領域

頸部（femoral neck）G、F、H

転子部（trochanter）G、F、H

転子間部（inter trochanter）H
骨幹部（shaft）G

ワード三角（Ward's triangle）G、F、H

トータル（頸部＋転子部＋転子間部または骨幹部）G、F、H

G：GE
F：富士フイルム
H：HOLOGIC

● **大腿骨近位部BMDの定量領域**

　大腿骨近位部BMDの定量領域は、大腿骨頸部軸と大腿骨頸部ROIなどによって頸部、転子部、転子間（骨幹）部およびワード三角の4部位に分けられる（図Ⅳ-7）。

　大腿骨頸部、転子部およびワード三角はすべての機種に共通する。転子間（骨幹）部については、GEとHOLOGICではBMD表示されるが、富士フイルムではトータルの計算領域には含まれるものの同部のBMD表示はなされない。

　トータルBMDはすべてのメーカーに共通する指標で、頸部、転子部および転子間（骨幹）部が占有する全領域のBMDを表す。なお、ワード三角は定量域が他の3領域と重複するため、トータルには含まれない。

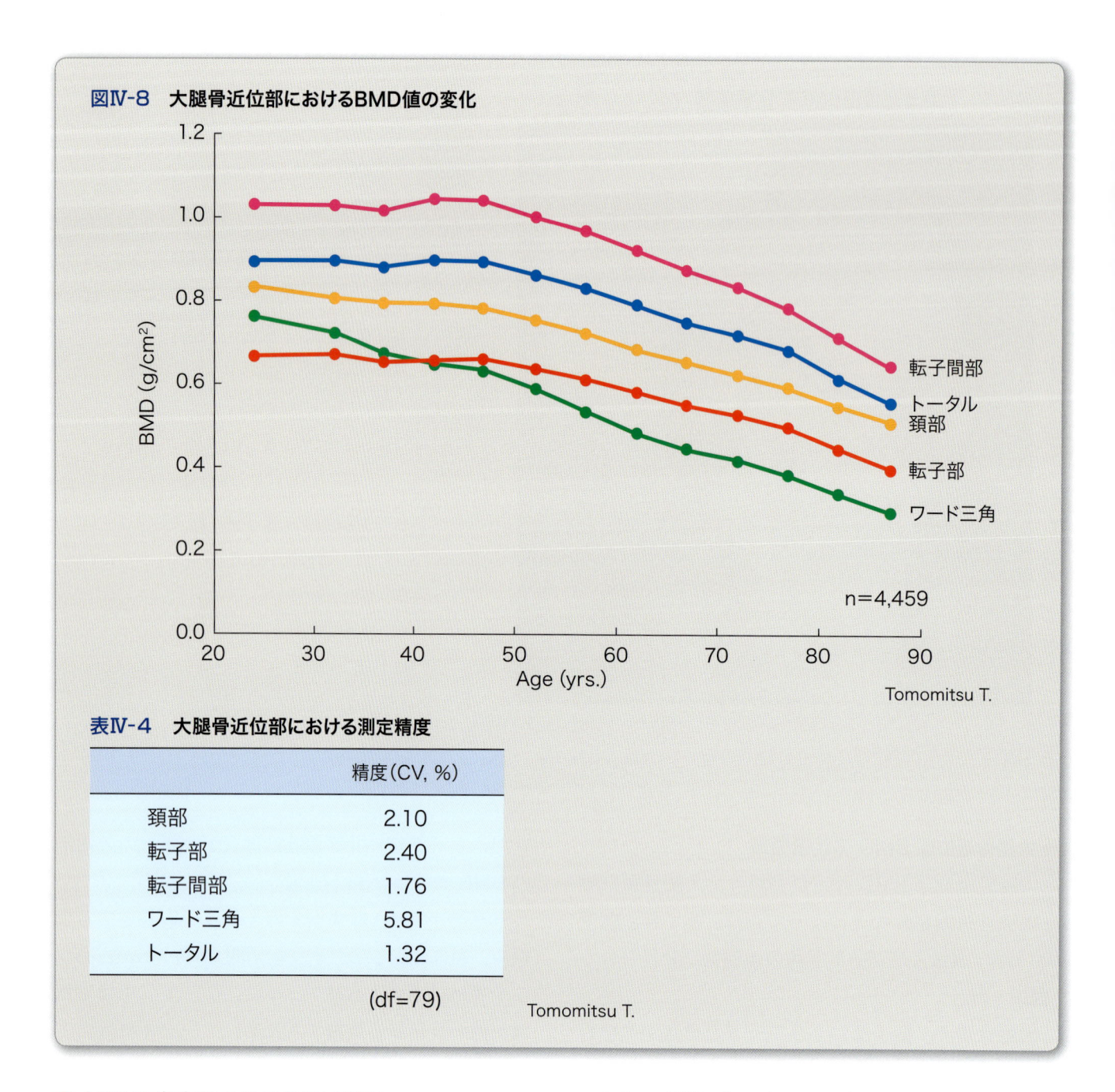

図Ⅳ-8　大腿骨近位部におけるBMD値の変化

（グラフ：横軸 Age (yrs.) 20〜90、縦軸 BMD (g/cm²) 0.0〜1.2、n=4,459、Tomomitsu T.）
凡例：転子間部、トータル、頚部、転子部、ワード三角

表Ⅳ-4　大腿骨近位部における測定精度

	精度(CV, %)
頚部	2.10
転子部	2.40
転子間部	1.76
ワード三角	5.81
トータル	1.32

(df=79)　Tomomitsu T.

●大腿骨近位部における各骨量指標

　大腿骨近位部の各骨量指標の加齢に伴う変化は、頚部、転子間（骨幹）部およびトータルはほぼ同様である。ワード三角もこれら3部位に類似した変化を示すが、加齢に伴う骨量減少が3部位よりも顕著である。転子部については、他の4部位に比して加齢に伴う骨量減少が明らかに緩徐である（図Ⅳ-8）。

　測定精度（表Ⅳ-4）は、トータルが突出して良好であり、頚部、転子部および転子間部はほぼ同等で、ワード三角は不良である。

　日本骨代謝学会から発表されている骨密度基準値は、大腿骨近位部では頚部とトータルのみであり、他の部位は示されていない。

　骨粗鬆症診療では、測定精度と骨密度基準値の背景から、頚部とトータルのBMD値が多用されている。

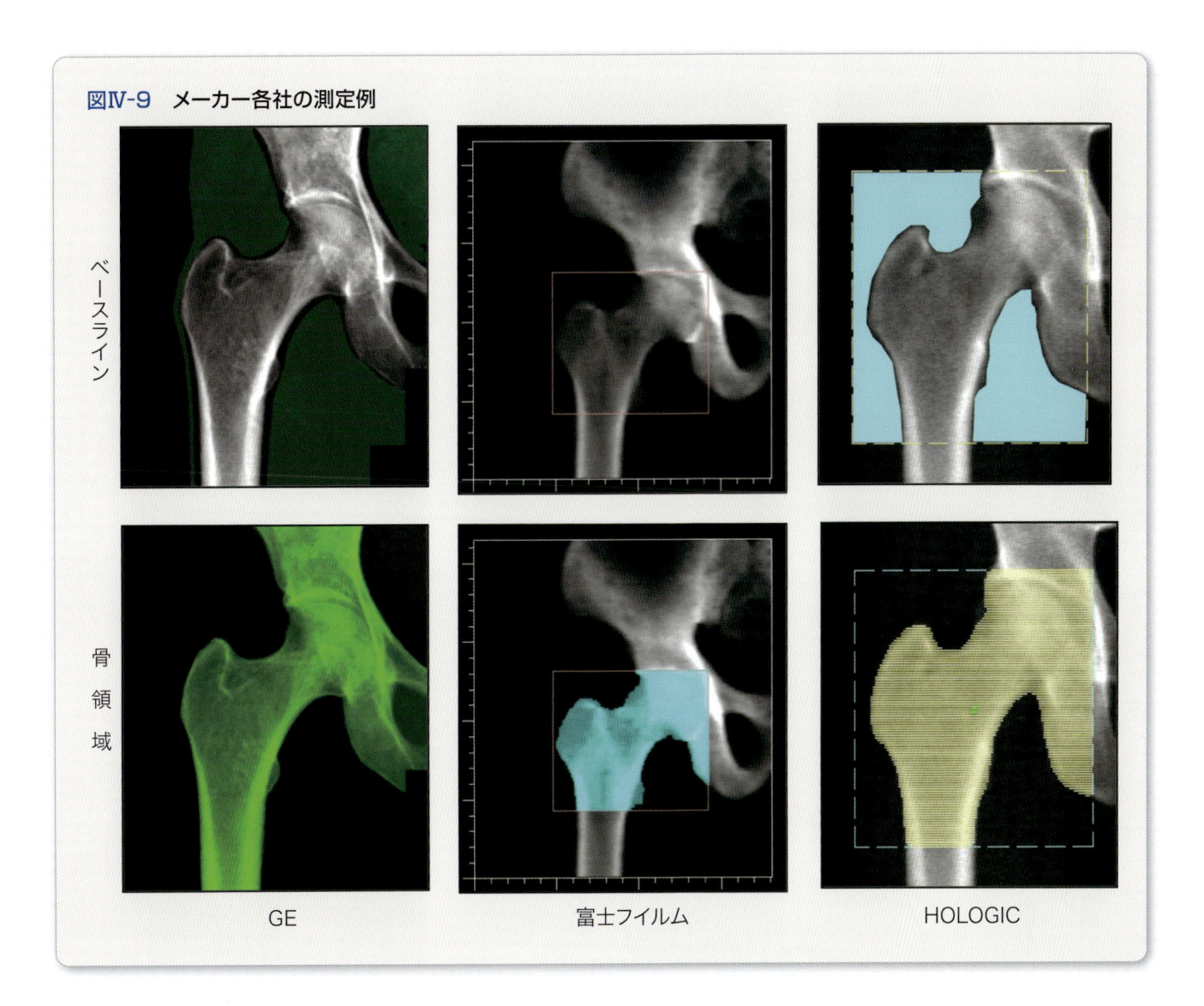

図Ⅳ-9 メーカー各社の測定例

	GE	富士フイルム	HOLOGIC
ベースライン			
骨領域			

● ベースラインの設定

1. メーカー各社の測定例

　ベースライン領域は、GEでは骨盤腔内を含む広い領域に設定され、富士フイルムとHOLOGICはglobal ROIサイズで規定される領域となる(図Ⅳ-9)。大転子部外側のベースライン領域は、いずれの機種も極めて狭く設定されている。これは、大転子の外側では急激に軟部組織が少なくなるので、それによるベースライン値の低下の影響を抑えるためである。

　骨領域は、GEでは測定範囲のすべての骨を認識するのに対し、富士フイルムとHOLOGICはglobal ROIサイズで規定される領域内の骨のみを認識する。

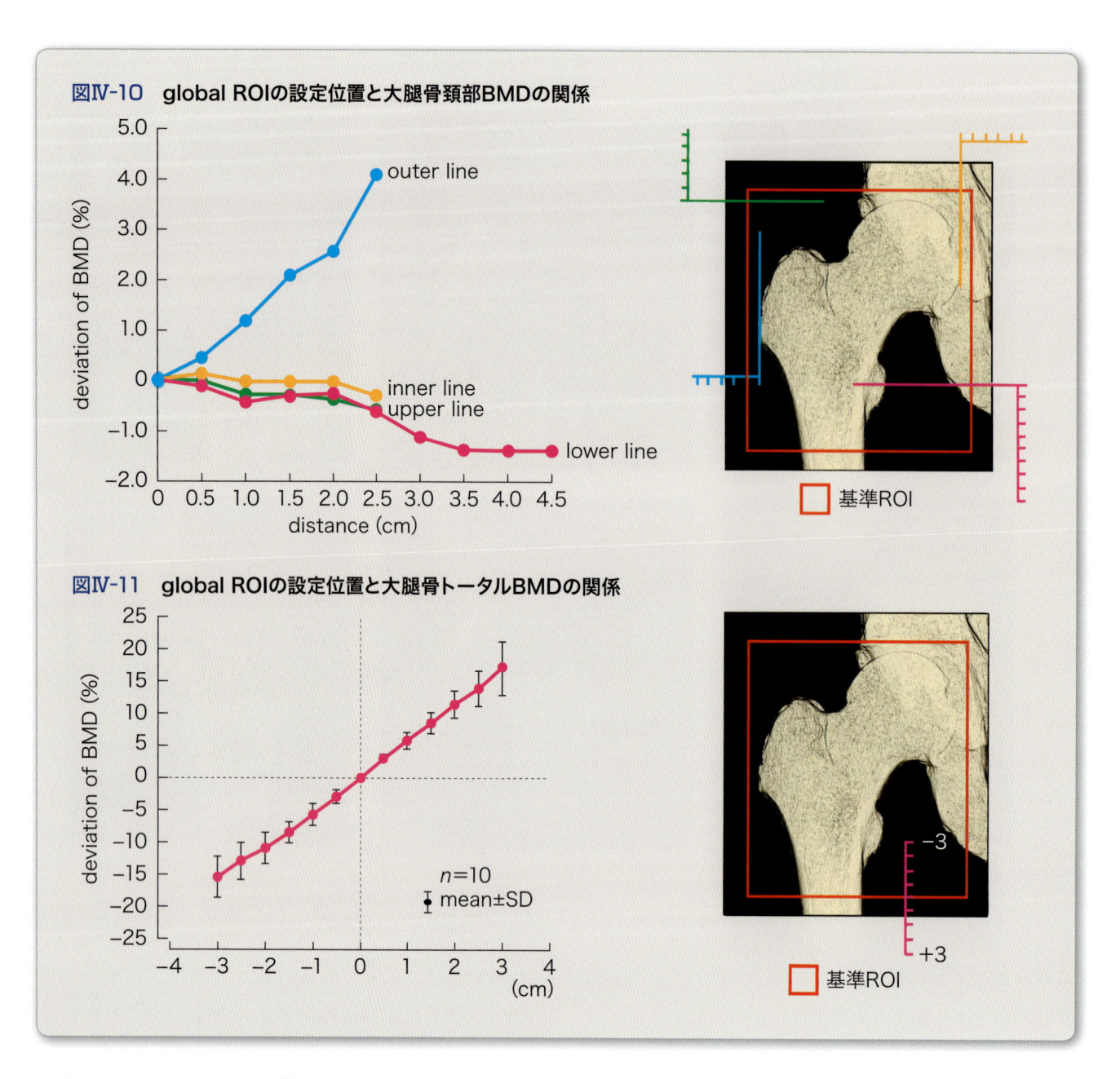

図Ⅳ-10 global ROIの設定位置と大腿骨頚部BMDの関係

図Ⅳ-11 global ROIの設定位置と大腿骨トータルBMDの関係

2. global ROIの設定位置と大腿骨頚部BMDの関係

　global ROIの設定位置は取扱説明書によって規定されている。global ROIを形成している内側、上辺および下辺の3辺の設定位置は、基準の位置から若干ずれて設定されても大腿骨頚部BMD値に大きな影響は及ぼさない。それに対して外側の辺は、設定位置を外側にするほど大腿骨頚部BMD値が急激に上昇する（図Ⅳ-10）。これは、前述したようにベースライン値の急激な低下に起因している。そして、ベースライン値の低下は、大腿骨頚部のみならず、他の定量部位のBMD値も上昇させる。

　global ROIを設定する際には、外側の辺は基準の設定位置を厳守して設定することが重要である。

3. global ROIの設定位置と大腿骨トータルBMDの関係

　トータルBMDは、global ROIの下辺の設定位置によって大きく変化する（図Ⅳ-11）。これは、ベースライン値の変動によるものではなく、ROI内に含

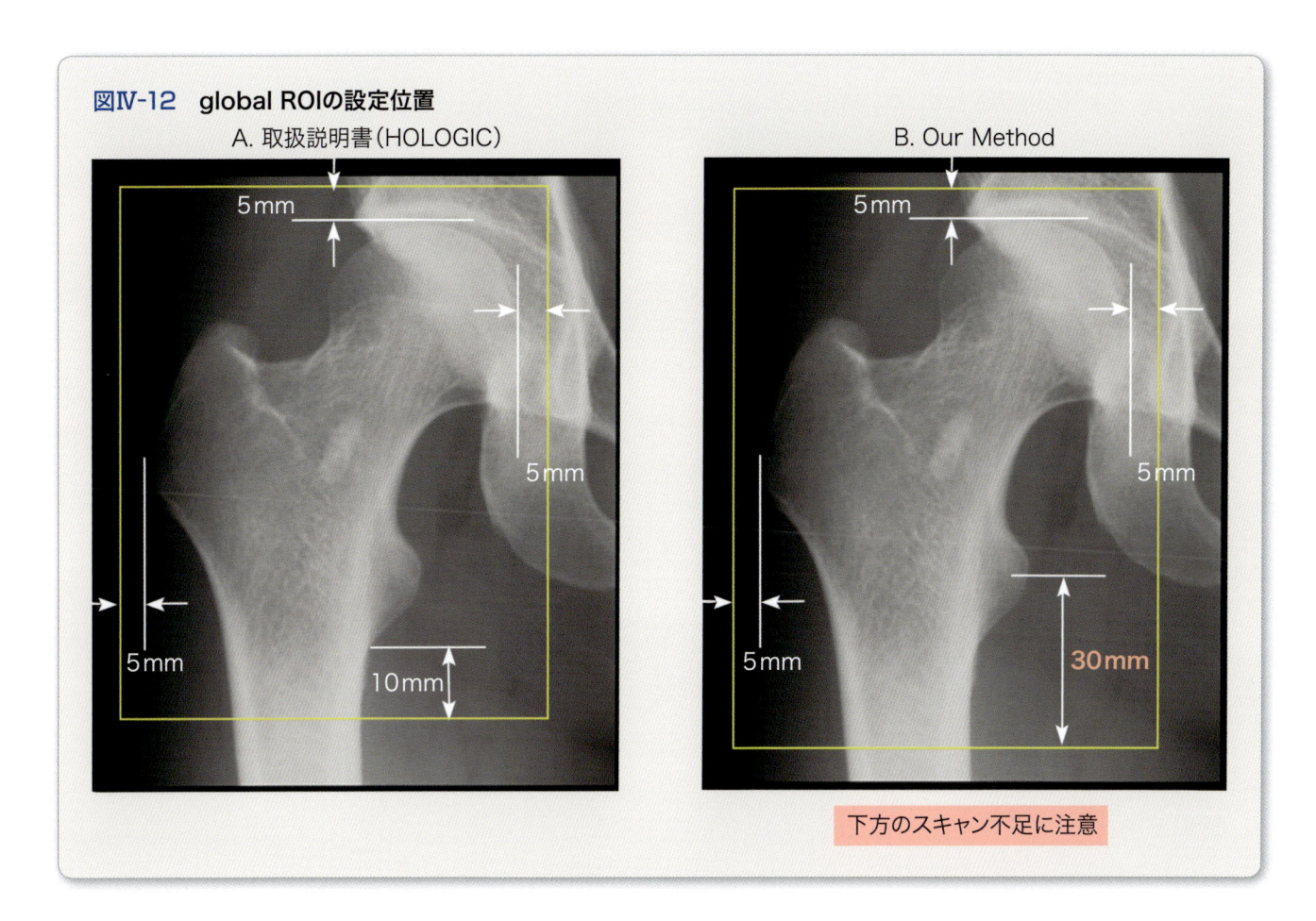

図Ⅳ-12　global ROIの設定位置
A. 取扱説明書（HOLOGIC）
B. Our Method
下方のスキャン不足に注意

まれる高BMD値を有する骨幹部の面積に依存するものである。したがって、頚部、転子部およびワード三角のBMD値は変化せず、転子間部とトータルのBMD値のみが変化する。したがってglobal ROIの下辺は、常に一定の位置に設定することが重要である。

4. global ROI の設定位置

global ROI は、図Ⅳ-12Aに示すように設定することが取扱説明書に記載されている。しかし、上辺、外側および内側の3辺は容易に設定できるが、下辺の設定は困難なことが少なくない。

HOLOGICの装置を例にとると、下辺は描画された小転子の下端から10mmとされている取扱説明書の設定法は、必ずしも適切な方法とはいえない。

我々が推奨する方法は、小転子の最突出部から下方30mmに設定する方法で、描画される小転子の大きさには依存しない（図Ⅳ-12B）。ただし、この方法では、global ROIの下辺が思った以上に下方に設定されることがあるので、下方のスキャン不足には注意が必要である。

図Ⅳ-13　小転子が描画されていない時のglobal ROIの設定位置

A. ISCD　　　　　　　　　　　　　　　B. Our Method

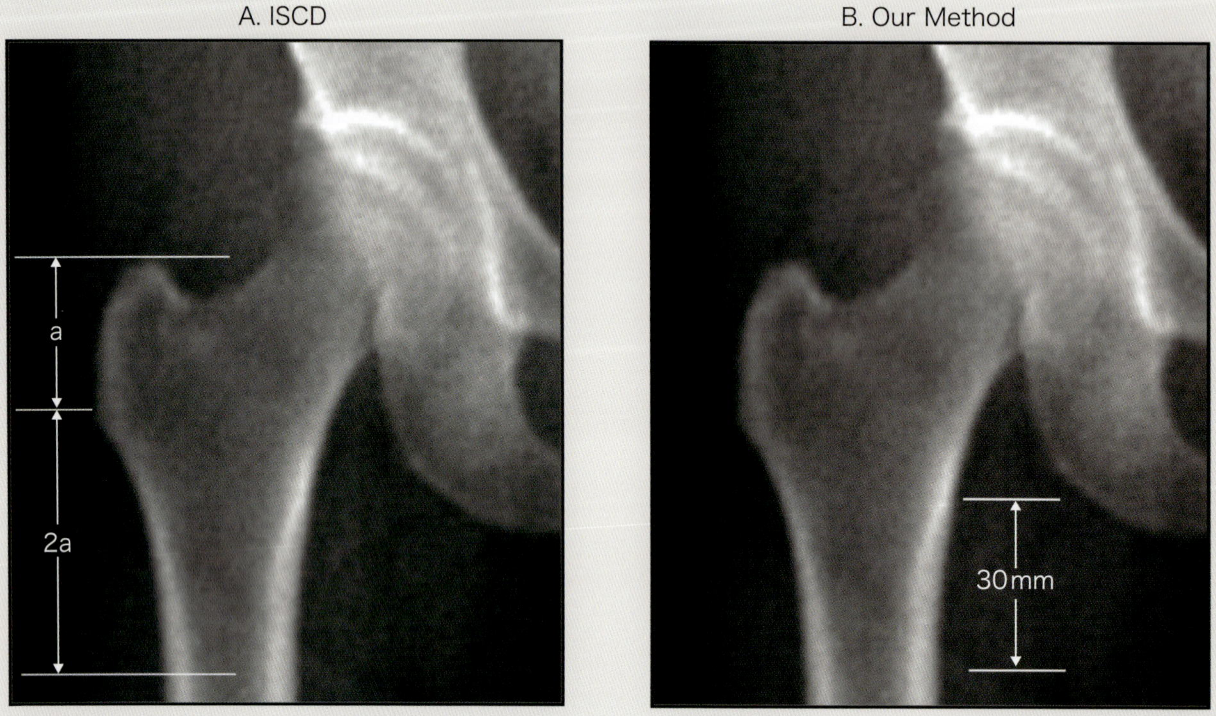

5. 小転子が描画されていない時のglobal ROIの設定位置

　global ROIの下辺の設定で最も設定が難しいと思われるのは、小転子が描画されていない症例である。このような症例への対処法がinternational society for clinical densitometry（ISCD）から提示されている。その方法は、画像上の大転子の上縁から最突出部までの長さをaとし、その2倍の長さを下方に取る方法である（図Ⅳ-13A）。

　我々の方法では、小転子が骨幹部と重なって強く描画されるので、強く描画されている箇所の中央から下方30 mmに設定する（図Ⅳ-13B）。

　いずれにせよ、各施設において、小転子が描画されない時のglobal ROIの設定法を決めておくことが重要である。

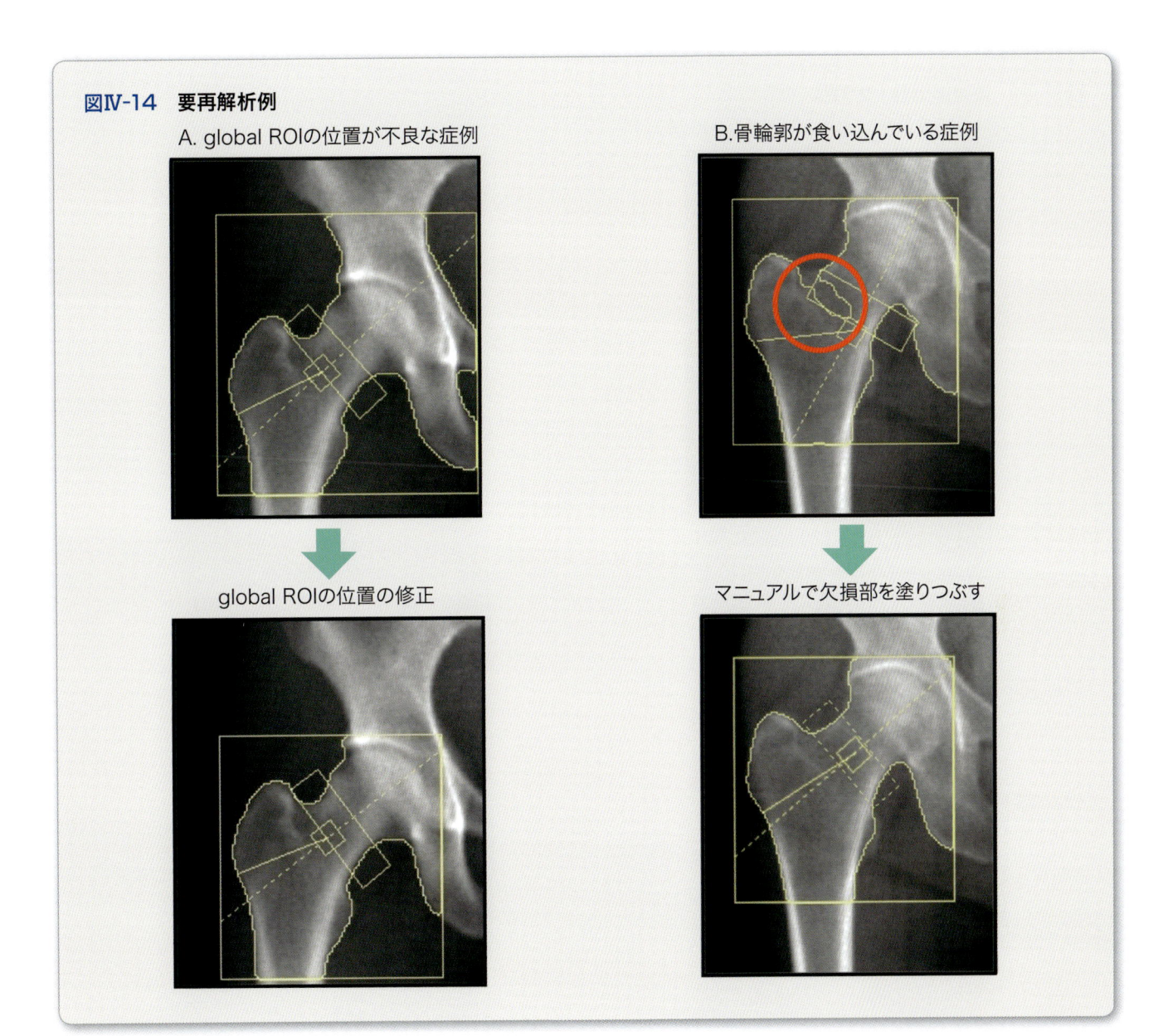

図Ⅳ-14 要再解析例
A. global ROIの位置が不良な症例
B. 骨輪郭が食い込んでいる症例

global ROIの位置の修正
マニュアルで欠損部を塗りつぶす

● 要再解析例

1. global ROI の位置が不良な症例

global ROI は、その設定位置によってベースライン領域が異なることになり、ひいてはBMD値の再現性に影響する。したがって、取扱説明書に沿って正しく設定する必要がある。図Ⅳ-14A では、global ROI を構成する4辺のうち、上辺、下辺および内側の3辺の位置が不良であり、これら3辺を修正する必要がある。

2. 骨輪郭が食い込んでいる症例

BMD 値の低い症例では、大腿骨頚部の上縁から骨頭にかけた領域において骨輪郭の食い込みがしばしば認められる（図Ⅳ-14B）。この食い込みは、ボーンエッジ確認の際にマニュアルで修正する。それにより、以後に続く大腿骨頚部軸や大腿骨頚部 ROI が比較的良好な位置に設定される。

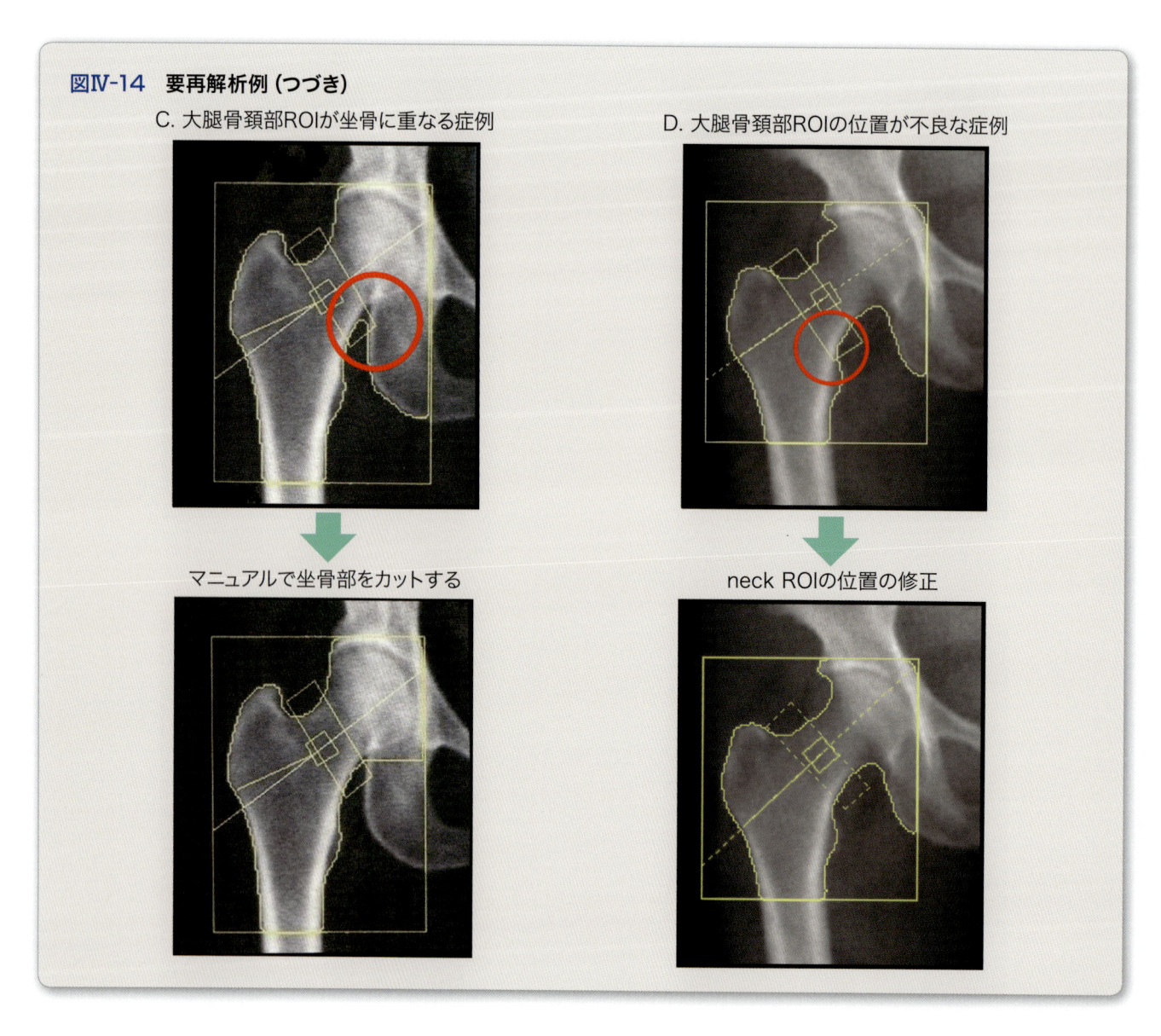

図Ⅳ-14　要再解析例（つづき）

C. 大腿骨頚部ROIが坐骨に重なる症例

D. 大腿骨頚部ROIの位置が不良な症例

マニュアルで坐骨部をカットする

neck ROIの位置の修正

3. 大腿骨頚部ROIが坐骨に重なる症例

　大腿骨頚部ROIが坐骨に重なって適切な設定が行えない場合、ボーンエッジ確認の際に前もって重なりそうな坐骨部を骨領域からカットする（図Ⅳ-14C）。これによって、大腿骨頚部BMD値を正しく評価することができる。ただし、この処理を行うと、大腿骨頚部軸や大腿骨頚部ROIが不適切な位置に設定されることが多く、引き続きそれらの位置の修正も必要となる。

4. 大腿骨頚部ROIの位置が不良な症例

　大腿骨頚部ROIの位置の不良は、大腿骨頚部軸が正しく設定されないために起こる場合と、単に大腿骨頚部ROIの位置だけが不良の場合がある。いずれの場合も、ボーンエッジの不良が主たる原因である。ボーンエッジの修正を前もって行えば、前述したように大腿骨頚部ROIは比較的良好な位置に設定される。ボーンエッジの修正処理を行っても起こる場合は、大腿骨頚部軸の修正、大腿骨頚部ROIの位置の修正の順に行う。

　また、図Ⅳ-14Dのように、ワード三角の位置が大腿骨頚部ROIから一部はずれた位置に設定されている場合、トータルの骨面積に影響するので修正が必要である。ただし、このような事例は、ワード三角の位置決定に固定方式を採用している機種では起こらない。

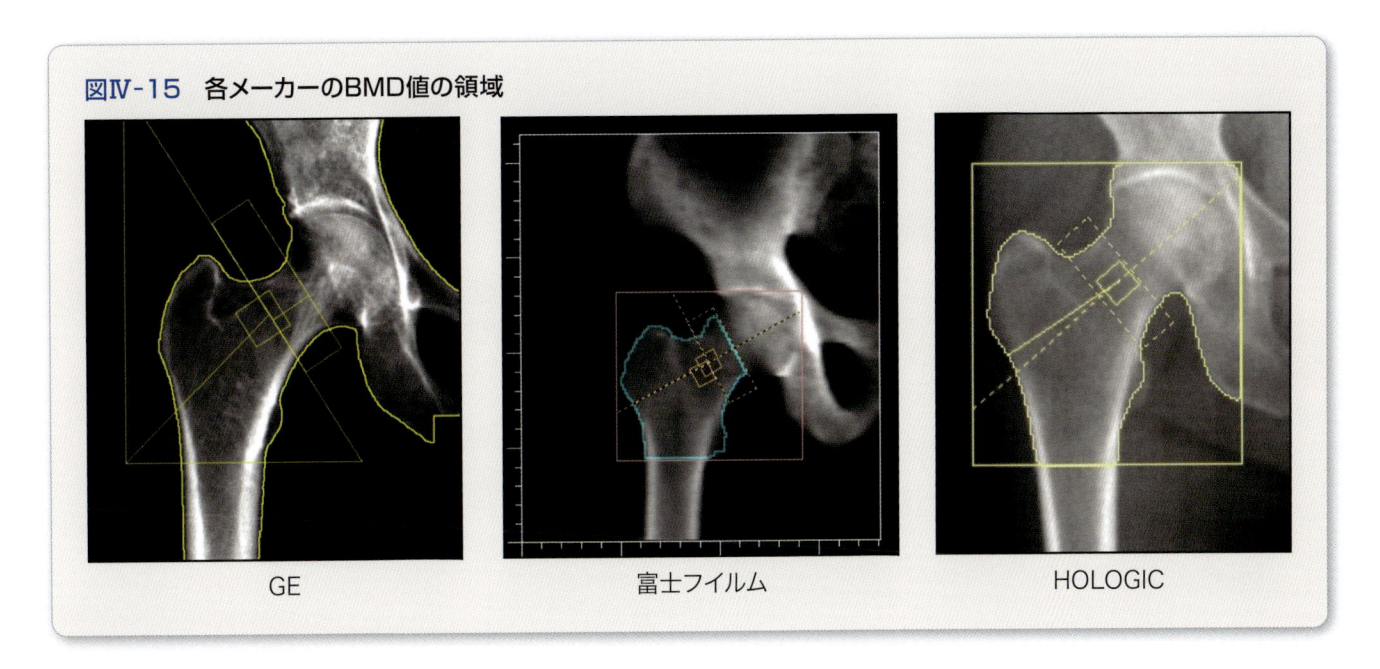

図Ⅳ-15 各メーカーのBMD値の領域

GE　　　　　　　　　富士フイルム　　　　　　　HOLOGIC

● 解析結果

　大腿骨近位部の骨量測定では、得られるBMD値の領域が機種によって若干異なる（図Ⅳ-15）。GEでは大腿骨頚部、転子部、骨幹部、ワード三角およびトータルの5種類が、富士フイルムでは大腿骨頚部、転子部、2ヵ所のワード三角およびトータルの5種類が、HOLOGICでは大腿骨頚部、転子部、転子間部、ワード三角およびトータルの5種類がそれぞれ得られる。

　大腿骨頚部ROIは、GEと富士フイルムは大腿骨頚部の最狭部に、HOLOGICは大転子に接するように設定される。

　大転子部の領域は、富士フイルムは大腿骨頚部ROIの下方から大腿骨頚部軸までの領域であり、GEは大腿骨頚部軸ラインより下方の領域まで、HOLOGICは逆に大腿骨頚部軸ラインより上方の領域までとなっている。

　転子間（骨幹）部の領域は、富士フイルムは小転子の下端までであり、GE（骨幹部）とHOLOGICは小転子下端から10mm前後下方までである。

　ワード三角の位置は、大腿骨頚部ROIの下方と大腿骨頚部軸ラインの交点に固定する方法と、大腿骨頚部から大転子部にかけた領域の中で最も骨量の少ない部位とする方法がある。GEでは前者を、HOLOGICでは後者を、富士フイルムでは両者を採用している。

大腿骨近位部のデータ解析チェックリスト

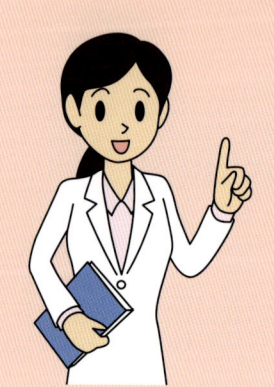

初回検査時では
1. global ROI の設定は適切か（GE では不要）
2. ボーンエッジは適切か
3. 頚部軸は適切か
4. 頚部 ROI は適切か

経過観察では
1. global ROI の大きさは初回と同じか（GE では不要）
2. ボーンエッジ，頚部 ROI は初回と同様か
3. 骨面積の変動は 5％未満か

表Ⅳ-5 大腿骨近位部の要再スキャン率とその原因（n=719）

		n	%
スキャン不足		7	1.0
体位不良	内転	33	4.6
	外転	25	3.5
	内旋不良	21	2.9
体動		0	0.0
異物		9	1.3
計		95	13.2

Tomomitsu T.

表Ⅳ-6 大腿骨近位部の要再解析率とその原因（n=719）

	n	%	誤差(%)* 頚部	誤差(%)* トータル
global ROIの不良	122	17.0	2.3	6.2
頚部 ROIの不良	84	11.7	3.3	1.3
ボーンエッジの不良	9	1.3	9.5	3.4
計	215	29.9	3.0	4.2

*：再解析前と再解析後のBMDの差

Tomomitsu T.

● **大腿骨近位部の要再スキャン・要再解析率**

表Ⅳ-5、6 は P. 14 に示した要再スキャンおよび要再解析率のデータのうち、大腿骨近位部についてそれぞれの原因を示したものである。

要再スキャンの原因は、内転、外転および内旋不良、つまり体位の不良の症例が合計 11.0％と最も多い。次いで、除去可能な異物が描画されていた症例が 1.3％認められる。要再スキャン率の合計は 13.2％であり、腰椎のそれ（4.5％）よりも高率である。しかしこれらは、スキャン時の画像の確認と、積極的に再スキャンを実施することによって十分に避けられる。

要再解析については、global ROI の不良が 17.0％と最も多く、次いで大腿骨頚部 ROI の不良（11.7％）、ボーンエッジの不良（1.3％）の順である。そして、その合計はやはり腰椎よりも高率である。

要再スキャン、要再解析の防止策としては、確認作業などに必要なわずかな労力を惜しまないことである。

測定技術編 V　AHA/HSA解析

1. AHA (advanced hip assessment)

図V-1　AHA (advanced hip assessment)

HAL (hip axis length)：大腿骨頚部軸長
neck-shaft angle：頚体角
y
d1
d2
d3
FSI (femur strength index)
cortical thickness：皮質骨厚（3部位）
CSA (cross sectional area)：断面積
CSMI (cross sectional moment of inertia)：
　断面2次モーメント
section modulus：断面係数
buckling ratio：座屈比

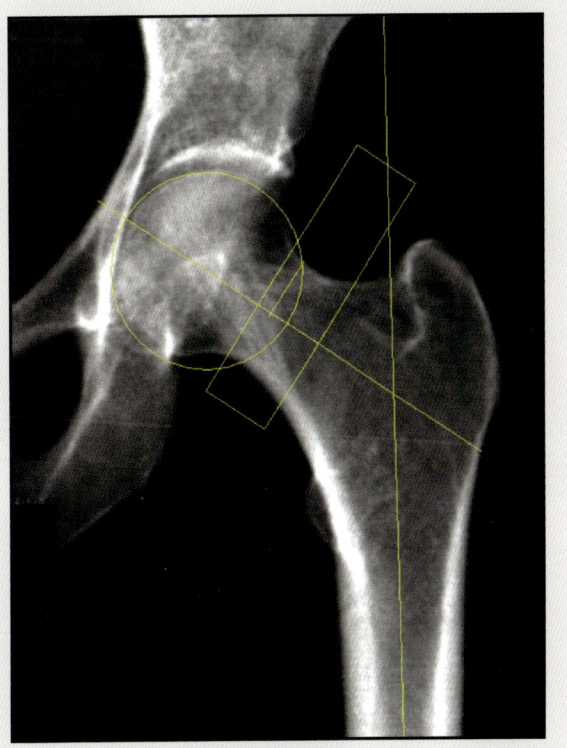

大腿骨頚部のみ

● AHAの特徴

AHA (advanced hip assessment) は、大腿骨近位部のDXAスキャンデータから幾何学的測定と構造力学的解析を行い、骨強度に関連する12の指標を算出する方法である（図V-1）。計算対象部位は大腿骨頚部である。ただし、皮質骨厚については、大腿骨頚部、小転子上部および骨幹部の3ヵ所の値が算出される。

解析は、大腿骨骨頭の位置、頚部軸および骨幹部軸が正確に位置付けられているか否かを確認するのみで、BMDの算出に引き続いて自動的に行われる。

なお、構造力学的解析は、大腿骨頚部の横断面の形状を円と仮定して行われている。

2. HSA (hip structural analysis)

図V-2　HSA (hip structural analysis)

HAL (hip axis length)：大腿骨頚部軸長
neck-shaft angle：頚体角
neck length：大腿骨頚部長
femur neck width：大腿骨頚部幅
subperiosteal width：骨膜下幅
endocortical width：皮質骨下幅
cortical thickness：皮質骨厚
CSA (cross sectional area)：断面積
CSMI (cross sectional moment of inertia)：
　断面2次モーメント
section modulus：断面係数
buckling ratio：座屈比

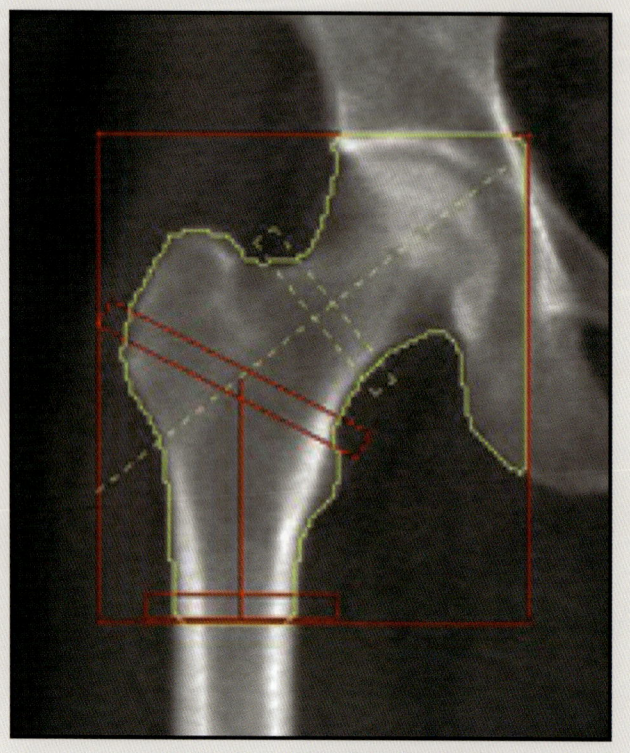

頚部、転子間部、骨幹部の3部位

● HSA の特徴

　HSA (hip structural analysis) は、AHAと同様に骨強度に関連する指標を算出する方法である。算出される指標はほぼ同様であるが、骨膜下幅以下の7指標は、大腿骨頚部だけでなく、転子間部と骨幹部の計3部位での値が算出される（図V-2）。また、これら3部位のBMD値も同時に算出される。また、算出される指標のうち、大腿骨頚部長と大腿骨頚部幅は、AHA解析のd2とd3にそれぞれ相当する。

　解析は、AHAと同様にBMDの算出に引き続いて行われるが、大腿骨頚部軸および骨幹部軸の確認だけでなく、3ヵ所のregional ROIの設定位置の確認も必要である。

　構造力学的解析は、大腿骨頚部の横断面はAHAと同様に円と仮定し、転子間部は楕円、骨幹部は円とそれぞれ仮定している。また、皮質骨と海綿骨の比率は、①大腿骨頚部は皮質骨60％、海綿骨40％、②転子間部は70％と30％、③骨幹部は皮質骨100％、とそれぞれ仮定している。なお、楕円形と仮定している転子間部の短径には骨幹部の骨幅を用いている。

3. 幾何学的測定

図V-3　幾何学的測定

大腿骨頚部軸長（HAL）：AからBまでの距離
頚体角（θ）：頚部軸と骨幹部軸がなす角度
y：重心から頚部上縁までの距離
d1：最小CSMI部位から骨頭中心までの距離
d2 (neck length)：大腿骨頚部長、すなわち頚部軸と骨幹部軸の交点から骨頭中心までの距離
d3 (femur neck width)：大腿骨頚部幅
FSI (femur strength index)

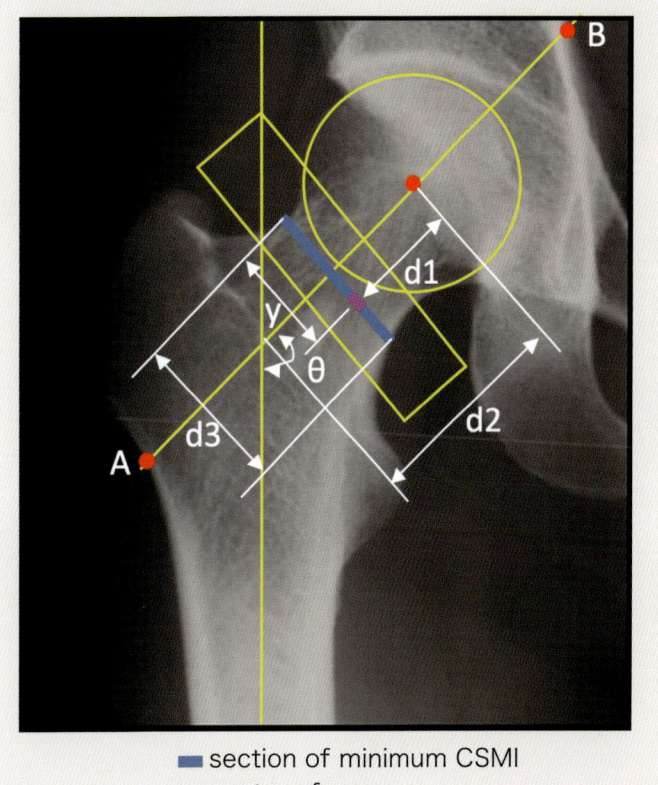

■ section of minimum CSMI
■ center of mass

● 幾何学的測定の指標

AHAおよびHSAともに、得られた指標を幾何学的測定と構造力学的解析に正確に分けることは困難である。ここでは、長さの指標、角度の指標およびそれらによって算出される指標を幾何学的測定の指標とする。

y、d1およびFSI（femur strength index）はAHA独自の指標であり、その他の指標はHSAと共通する。ここでFSIは、幾何学的測定値と年齢、身長および体重から推定する値であり、転倒時の大腿骨転子部が受ける外力と大腿骨頚部の強度との比を表すとされている。なお、CSMI（cross sectional moment of inertia）とcenter of massについては、断面2次モーメントの項（P.80）を参照されたい。

幾何学的測定にはこのように多くの指標があるが、研究などで多く取り上げられているのは大腿骨頚部軸長（HAL）と頚体角の2つである。

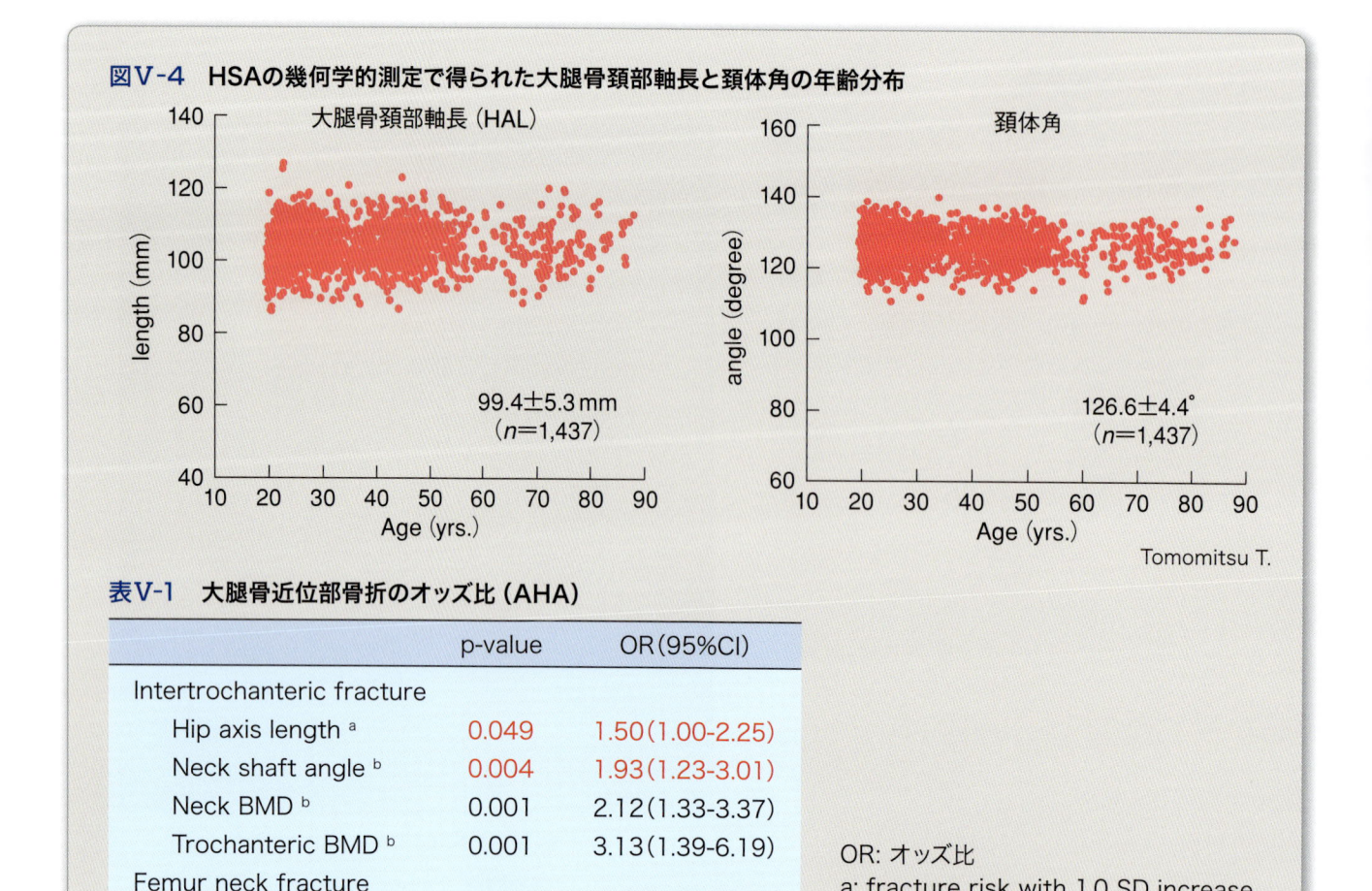

図V-4 HSAの幾何学的測定で得られた大腿骨頸部軸長と頸体角の年齢分布

大腿骨頸部軸長 (HAL): 99.4±5.3 mm (n=1,437)

頸体角: 126.6±4.4° (n=1,437)

Tomomitsu T.

表V-1 大腿骨近位部骨折のオッズ比 (AHA)

	p-value	OR (95%CI)
Intertrochanteric fracture		
Hip axis length [a]	0.049	1.50 (1.00-2.25)
Neck shaft angle [b]	0.004	1.93 (1.23-3.01)
Neck BMD [b]	0.001	2.12 (1.33-3.37)
Trochanteric BMD [b]	0.001	3.13 (1.39-6.19)
Femur neck fracture		
Hip axis length [a]	0.067	0.58 (0.33-1.04)
Neck shaft angle [b]	0.342	1.23 (0.81-1.87)
Neck BMD [b]	0.001	4.08 (1.96-8.48)
Trochanteric BMD [b]	0.002	3.61 (1.60-8.16)

OR: オッズ比
a: fracture risk with 1.0 SD increase of the variable
b: fracture risk with 1.0 SD decrease of the variable

Im GI, et al. Osteoporos Int 2011; 22: 803-7.
©2011 Springer Science + Business Media

●大腿骨の幾何学的測定 (HSA)

HSAの幾何学的測定で得られた大腿骨頸部軸長と頸体角の年齢分布を示す（図V-4）。対象は20歳から88歳までの女性1,437例である。

大腿骨近位部骨折は、大腿骨頸部軸長が長いほど、頸体角が小さいほどリスクが高くなるとされている。本データでは、両指標はともに年齢にかかわらずほぼ一定の値を示し、BMD値のような加齢に伴う明らかな低下は認められない。

なお、大腿骨頸部軸長は約100 mm、頸体角は約125°が正常値とされている。

●大腿骨近位部骨折のオッズ比 (AHA)

大腿骨近位部の幾何学的測定と大腿骨近位部の骨折リスクについての報告によると、大腿骨頸部軸長が1.0 SD以上増加、あるいは頸体角が1.0 SD以上減少すると、転子間骨折のオッズ比に有意な上昇が認められている。それに対して、頸部骨折のオッズ比に有意な上昇は認められていない。そして、幾何学的測定の両指標による骨折リスク評価は、大腿骨頸部あるいは転子部のBMDによるそれよりも劣る結果を示している（表V-1）。

これらのことから、幾何学的測定の指標は、単独では大腿骨近位部骨折のリスク評価に対して有用性に乏しいことが理解される。

4. 構造力学的解析

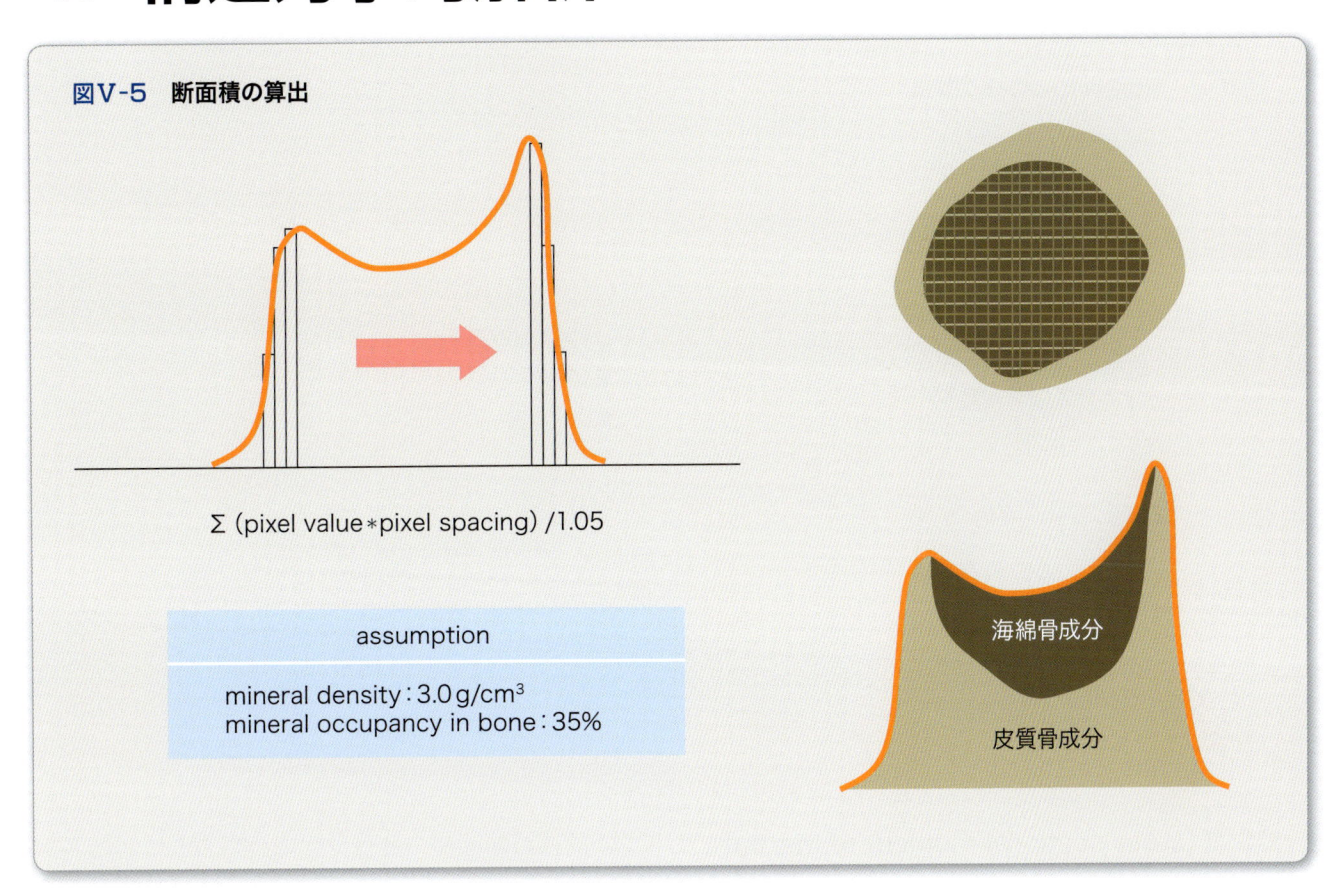

図V-5　断面積の算出

Σ (pixel value * pixel spacing) /1.05

assumption

mineral density : 3.0 g/cm³
mineral occupancy in bone : 35%

海綿骨成分
皮質骨成分

● **CSA (cross sectional area)：断面積**

　断面積は骨の横断面のうち、骨髄腔を除いた皮質骨と海綿骨を合わせた面積である（図V-5）。

　断面積の算出は、骨量測定されたプロファイルデータから区分求積法によってなされる。つまり、ピクセル値（g/cm²）とピクセル幅（ピクセル間隔、cm）を乗算して得られる各短冊の面積をすべて積算する。

　積算された値（g/cm）は、P.24に記載している1断面のBMCと同じであり、骨の密度の要素が含まれている。そこで、骨ミネラルの密度を3.0（g/cm³）、骨に占める骨ミネラルの比率を35%とそれぞれ仮定し、それらを乗算した値（1.05）を骨の平均密度とし、上記の積算値をこの値で除算することによって断面積（cm²）を算出している。

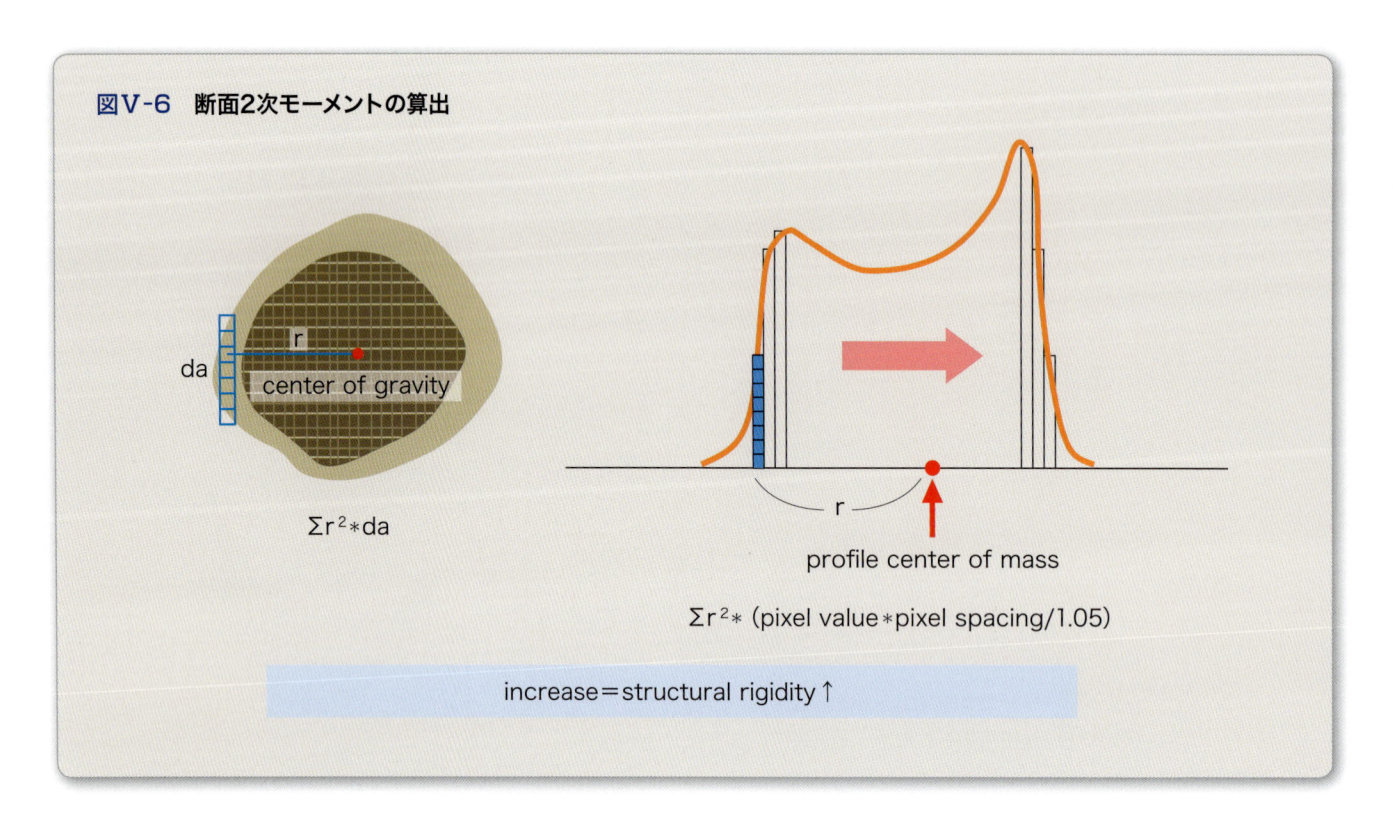

図V-6 断面2次モーメントの算出

$\Sigma r^2 * da$

profile center of mass

$\Sigma r^2 * $ (pixel value * pixel spacing/1.05)

increase＝structural rigidity↑

● **CSMI (cross sectional moment of inertia)：断面2次モーメント**

　断面2次モーメントは、構造的な剛性の大きさを表す数値、つまり物体の変形のしにくさを表す指標である。そして、この値が大きいほど剛性が大きくなる。

　断面2次モーメントの算出は、まずプロファイルデータで左右のピクセル値の合計が釣り合う点（profile center of mass）を決定する（図V-6）。次いで、前述の断面積の計算ですでに得られている各短冊の面積と、profile center of massから短冊までの距離の2乗を乗算する。そして、得られた値を積算することによって断面2次モーメントが算出されている。

　断面2次モーメントの算出には、一般に重心からの距離が用いられる。しかし、DXAで得られるプロファイルデータは投影データであり、断面構造の把握は不可能である。そこで、重心の代用としてprofile center of massが採用されている。

図Ⅴ-7 断面係数の算出

section modulus = CSMI/r outer
r outer：profile center distance

R outer

increase = bending strength↑

図Ⅴ-8 座屈比

buckling ratio =（CSMI/section modulus）/t
　　　　　　 = r outer/t

t

R outer

（buckling 10＜）

decrease = improvement in stability

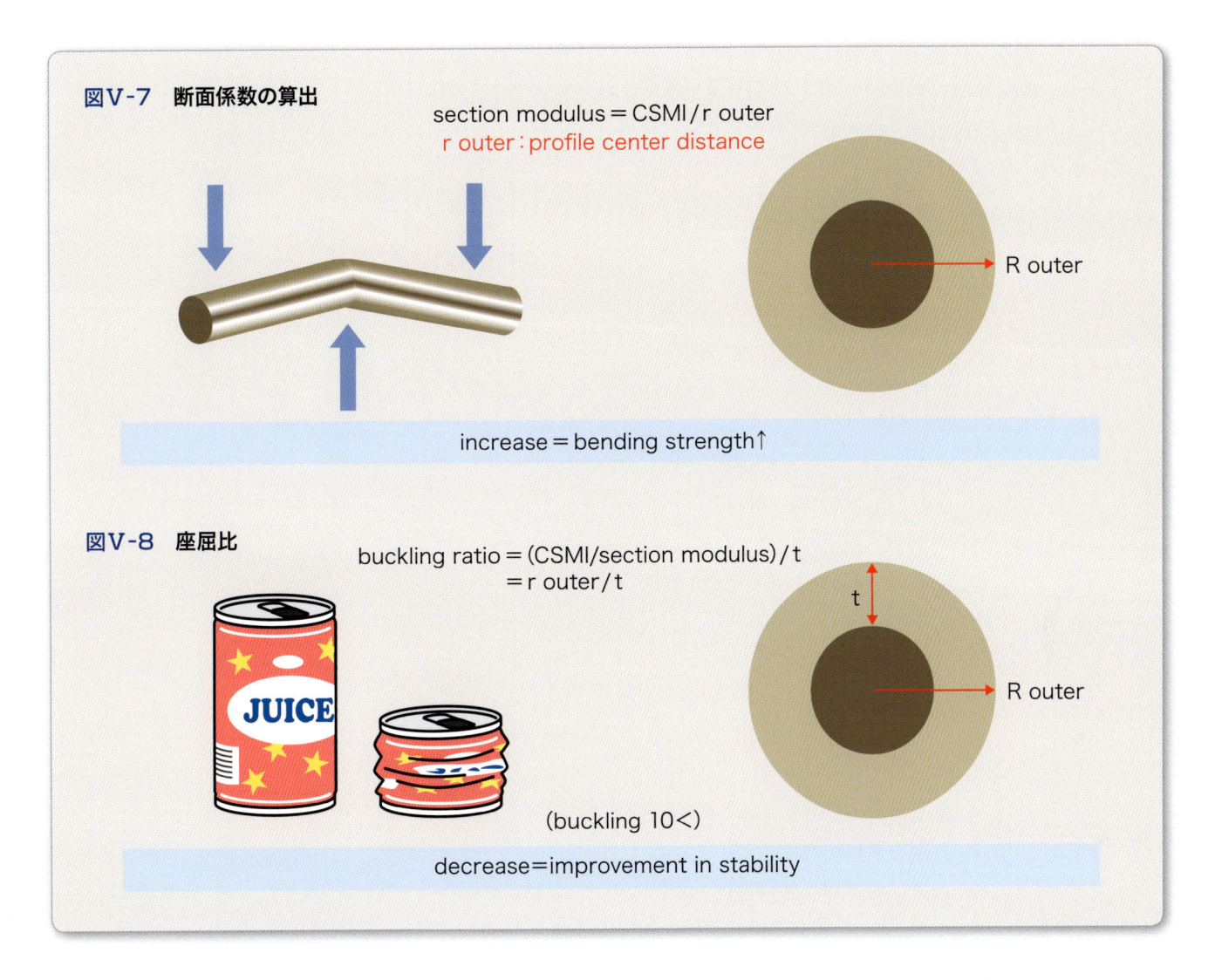

● **section modulus：断面係数**

　断面係数は、骨の断面形状の曲げやねじりのモーメントに対する最大応力を計算するための係数であり、曲げ強度を表す指標である（図Ⅴ-7）。そして、この値が大きいほど曲げ強度が強くなる。

　断面係数の算出は、骨の断面が正円であれば、断面２次モーメントを骨の半径で除算することによってなされる。しかし、実際の骨の断面は正円ではないため、profile center of mass から皮質骨までの距離が用いられる。

● **buckling ratio：座屈比**

　座屈比は、相対的な皮質骨厚を表し、圧縮力を受けて折れ曲がり破壊に至る現象の指標である。そして、この値が小さいほど圧壊しにくくなる。座屈比が10以上になると、圧壊しやすいとされている（図Ⅴ-8）。

　座屈比の算出は、断面２次モーメントを断面係数で除した値を皮質骨厚で除算することによってなされる。この算出式は、骨の半径を皮質骨厚で除算すると表すことができる。実際の計算では、骨の半径の代わりに profile center of mass からの距離が用いられる。

　皮質骨厚については、骨外径に相当する骨膜下幅から骨内径に相当する皮質骨下幅を減算し、その値を２で除することによって得られる。

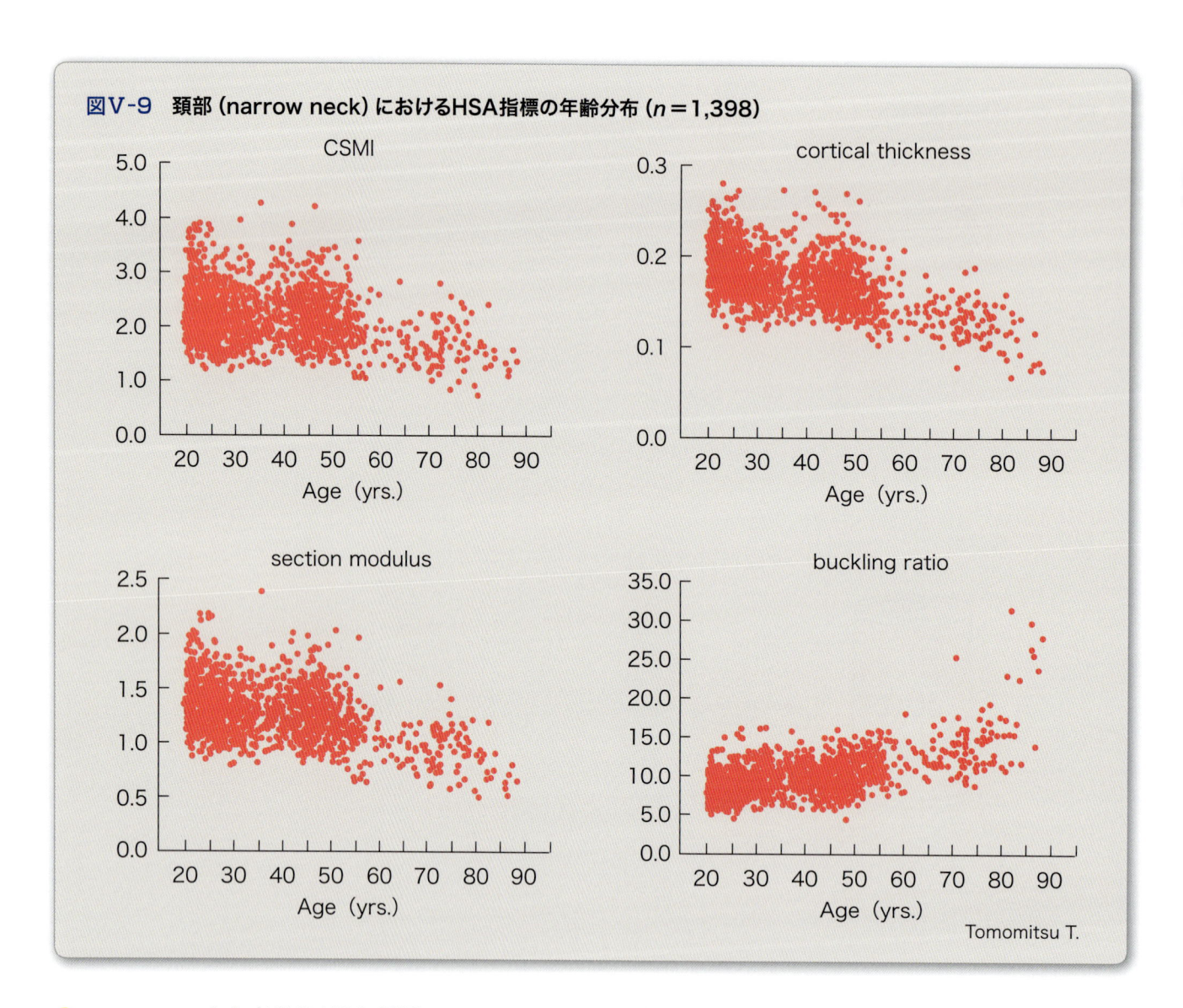

図V-9 頚部（narrow neck）におけるHSA指標の年齢分布（n＝1,398）

[CSMI / cortical thickness / section modulus / buckling ratio の散布図、横軸Age (yrs.)]

Tomomitsu T.

● narrow neck における HSA 指標

　HSA解析では、頚部、転子間部および骨幹部の3部位の指標が得られる。図V-9は、女性1,398例における頚部の断面2次モーメント、皮質骨厚、断面係数および座屈比の年齢分布を示す。なお、HSA解析では、頚部を骨量測定の大腿骨頚部と区別するためnarrow neckと称している。

　皮質骨厚は、BMD値の加齢に伴う減少パターンと類似している。断面2次モーメントと断面係数は、皮質骨厚よりも加齢に伴う値の低下が緩徐である。また、座屈比は、50歳くらいまではほとんど変化せず、それ以降は急上昇する。

　これら4指標は、いずれも加齢に伴って骨が脆弱化することを示している。

表Ⅴ-2　HSAの指標とBMDの相関

	相関係数			
	NN BMD	IT BMD	FS BMD	トータルBMD
頚部（narrow neck: NN）				
断面2次モーメント	0.469	—	—	0.520
皮質骨厚	0.999	—	—	0.907
断面係数	0.733	—	—	0.734
座屈率	−0.887	—	—	−0.864
転子間部（intertrochanter: IT）				
断面2次モーメント	—	0.573	—	0.589
皮質骨厚	—	0.934	—	0.929
断面係数	—	0.721	—	0.731
座屈率	—	−0.850	—	−0.864
骨幹部（femoral shaft: FS）				
断面2次モーメント	—	—	0.230	0.308
皮質骨厚	—	—	0.969	0.792
断面係数	—	—	0.411	0.448
座屈率	—	—	−0.868	−0.785

1,398 females, age: 20-88 years, 37.2±14.6 years　　　　Tomomitsu T.

● HSA指標とBMD値

　HSAの断面2次モーメント、皮質骨厚、断面係数および座屈比の4つの指標と、BMD値との相関を示す（表Ⅴ-2）。BMD値は、HSA解析の際に算出されるnarrow neck、転子間部および骨幹部の3部位と、骨量測定で得られる大腿骨近位部トータルの計4種類である。

　HSA指標のうち皮質骨厚が、BMD値のいずれとも最も相関性が高く、次いで座屈比、断面係数、断面2次モーメントの順である。HSA指標との相関性は、大腿骨近位部トータルBMD値よりも局所のBMD値のほうが高い傾向が認められる。

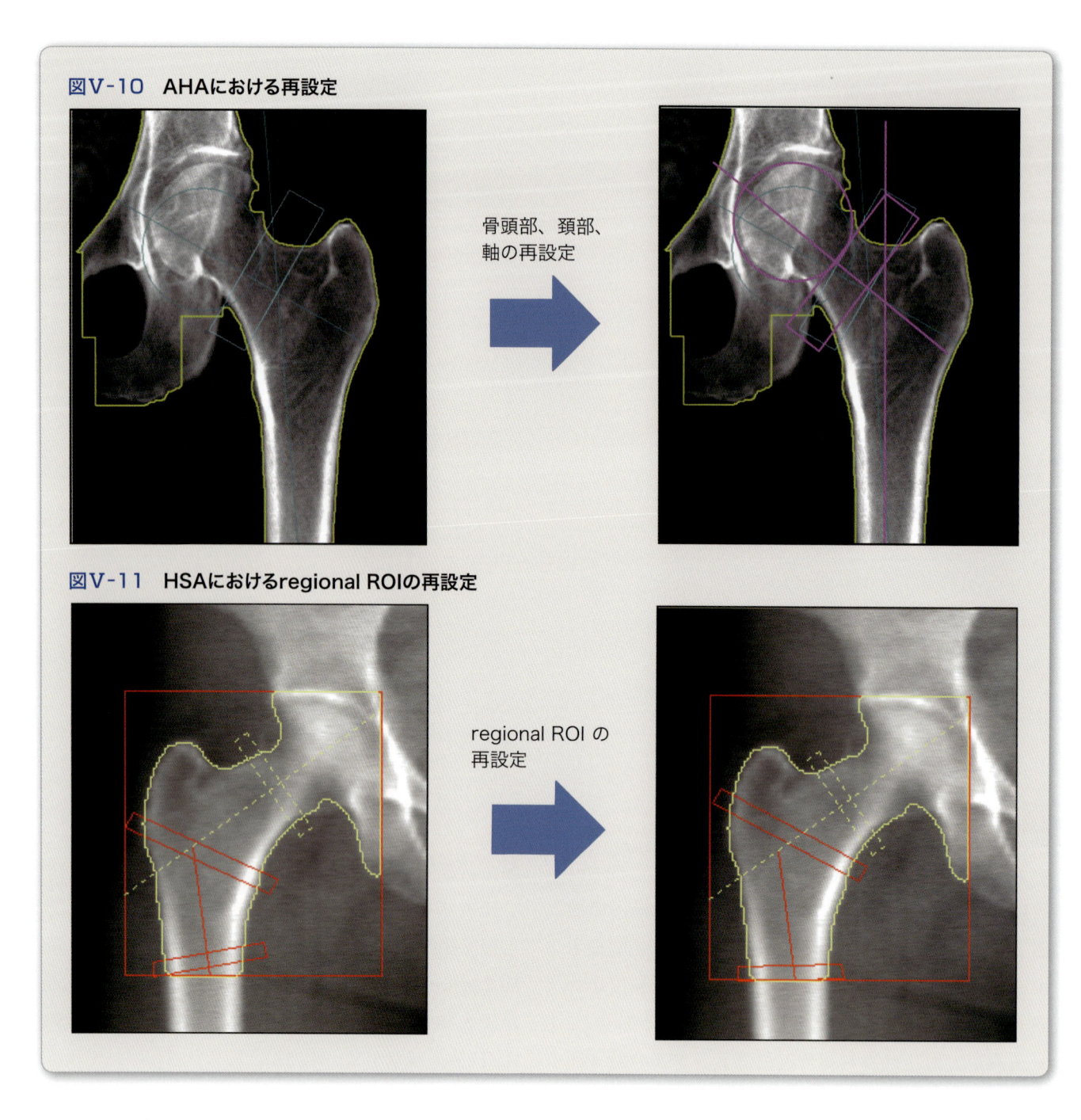

図V-10　AHAにおける再設定

骨頭部、頚部、軸の再設定

図V-11　HSAにおけるregional ROIの再設定

regional ROIの再設定

● AHAにおける再設定

　AHA解析では、自動的に認識される大腿骨骨頭部と大腿骨頚部のROI、大腿骨頚部軸および骨幹部軸の位置を確認する。図V-10では、それらすべてが不良であり、正しく再設定する必要がある。つまり、骨頭部は骨頭の辺縁をトレースするように、骨幹部軸は骨幹部の中央にそれぞれ再設定する。なお、大腿骨頚部ROIと大腿骨頚部軸の設定については、解析手順の項（P.64）に記載しているので参照されたい。

● HSAにおけるregional ROIの再設定

　HSA解析では、3つのregional ROIと、大腿骨頚部軸および骨幹部軸の位置を確認する。図V-11では、3つのregional ROIと骨幹部軸の修正が必要である。しかし、HSA解析では大腿骨頚部軸の修正は可能だが、骨幹部軸については修正不能のアルゴリズムになっている。

　したがって、3つのregional ROIについて、後述する基準に従って修正する。

図V-12　HSAのregional ROIの設定法

A. 頚部（NN）

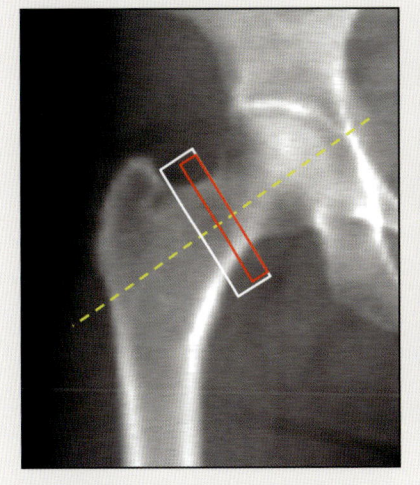

・頚部軸と直角
・neck ROIの骨頭側の最狭部

B. 転子間部（IT）

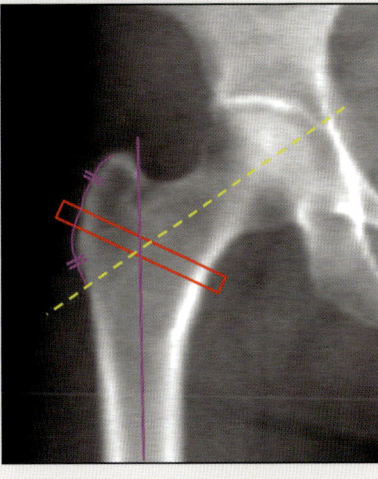

・大転子の中点
・頚部軸と骨幹部軸の交点

C. 骨幹部（FS）

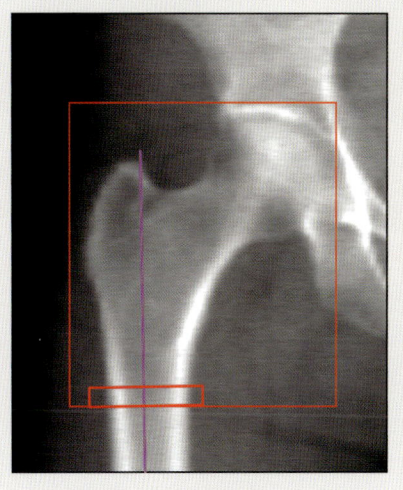

・骨幹部軸と直角
・global ROIに接する

● HSA の regional ROI の設定法

1. 頚部（NN）

頚部の設定位置は、骨量測定における大腿骨頚部ROIと同じく大腿骨頚部軸と直角とし、大腿骨頚部の最狭部に設定する（図V-12A）。

頚部の位置は、たとえ骨量測定における大腿骨頚部ROIの設定位置が正しい場合でも、それには全く依存せず誤った位置に設定されることがあるので注意を要する。

2. 転子間部（IT）

転子間部は、大腿骨頚部軸と骨幹部軸の交点と大転子外縁の中点を結ぶ位置に設定する。

ただし、骨幹部軸が正しく設定されていない場合、その修正は行えないため、目視で大腿骨頚部軸との交点を想定して設定する（図V-12B）。

3. 骨幹部（FS）

骨幹部は、骨幹部軸と直角とし、骨幹部ROIの下辺とglobal ROIの下辺が重なるように設定する。骨幹部軸が正しく設定されていない場合、目視で骨幹部軸を想定してそれと直角に設定する（図V-12C）。

表V-3 部位別のHSAの測定精度

指標	精度(CV, %)		
	NN	IT	FS
断面積	1.97	1.81	1.44
骨膜下幅	1.51	1.13	0.70
皮質骨下幅	1.81	1.27	1.78
皮質骨厚	2.77	2.02	1.99
断面2次モーメント	3.93	3.11	1.97
断面係数	2.99	3.02	1.83
座屈比	4.68	2.49	2.40

(df=79) Tomomitsu T.

表V-4 骨量測定のBMDの測定精度

指標	精度(CV, %)
頚部BMD	2.10
トータルBMD	1.32
頚体角	1.99
大腿骨頚部軸長	1.67

79 subjects×2 scan
subject: female, 71.6±6.4 y.o.
Tomomitsu T.

● **HSAの測定精度**

部位別のHSAの測定精度は、骨幹部(FS)が最も優れ、次いで転子間部(IT)、頚部(NN)の順である(表V-3)。

HSAの指標別では、骨膜下幅が最も測定精度が優れており、HSAの主たる指標とされている皮質骨厚、断面2次モーメント、断面係数および座屈比の測定精度はその他の指標に比して若干低い。

また、骨量測定で得られるBMDの測定精度と比較すると、幾何学的測定の指標である大腿骨頚部軸長と頚体角の測定精度はほぼ同等であったが、構造力学的指標のそれらは若干低い傾向がみられる(表V-4)。

これは、HSA解析では、骨量測定のBMDを評価する領域に比してより狭い領域を評価対象としているため、統計的変動が大きくなったことが最大の原因と推察される。また、少ないデータ量にもかかわらず、骨量測定よりも複雑な処理がなされていることもその一因と思われる。

表V-5 体位別のHSAの測定精度

位置付け	精度(CV, %)		
	NN	IT	FS
位置付け良好			
骨幹部がまっすぐで内旋20°(df=79)			
断面2次モーメント	3.93	3.11	3.93
断面係数	2.99	3.02	2.99
座屈比	4.68	2.49	4.68
位置付け不良			
①外転もしくは内転／まっすぐ(df=13)			
断面2次モーメント	4.64	4.89	4.64
断面係数	5.58	7.07	5.58
座屈比	8.45	5.52	8.45
②内旋0°／内旋20°(df=12)			
断面2次モーメント	8.09	8.83	8.09
断面係数	4.10	4.10	4.10
座屈比	7.77	7.77	7.77

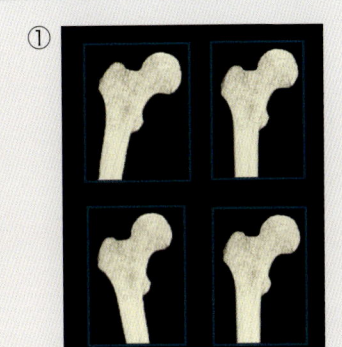

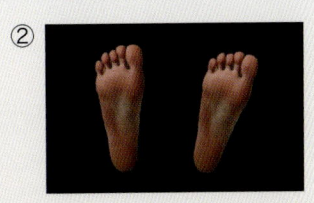

Tomomitsu T.

● HSAの測定精度と体位

先に示した大腿骨近位部BMD値の測定精度(P. 62)の対象うち、2回の測定がともに正しい体位の症例、①2回のうちいずれか1回が外転位もしくは内転位の症例、および②2回のうち1回が内旋不良の症例を対象としたHSAの測定精度を示す(表V-5)。ここで、正しい体位の症例の測定精度は、前述の場合と同じである。

体位不良による測定精度の低下は、指標の種類や測定部位にかかわらず明らかであり、しかも低下の比率は大腿骨近位部BMDのそれよりも大きい。

HSA解析においては、体位不良による測定精度の低下がBMD値のそれよりも顕著なことから、正しく位置付けることに一層の注意を払う必要がある。

まとめ

1　測定には低速のスキャンモードを使用する

2　測定体位には十分留意する

3　初回検査時の解析は、2回目以降を考慮して行う

4　経過観察時の解析にはコンペアモードを用い、初回検査時のデータに対する骨面積の誤差は5%未満とする

5　構造解析では測定体位に特に留意する

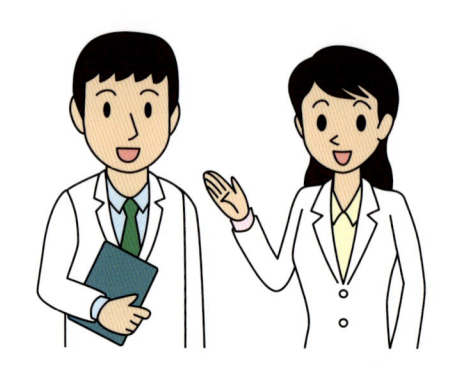

骨粗鬆症の診断と治療

- 1. 骨粗鬆症の疫学
- 2. 骨粗鬆症の定義
- 3. 骨粗鬆症の病態
- 4. 骨粗鬆症でみられる骨折
- 5. 骨粗鬆症の成因
- 6. 骨粗鬆症の臨床像
- 7. 骨粗鬆症の診断
- 8. 骨折リスクの総合的評価
- 9. 骨粗鬆症の治療
- 10. 治療効果の評価

骨粗鬆症の診断と治療

1. 骨粗鬆症の疫学

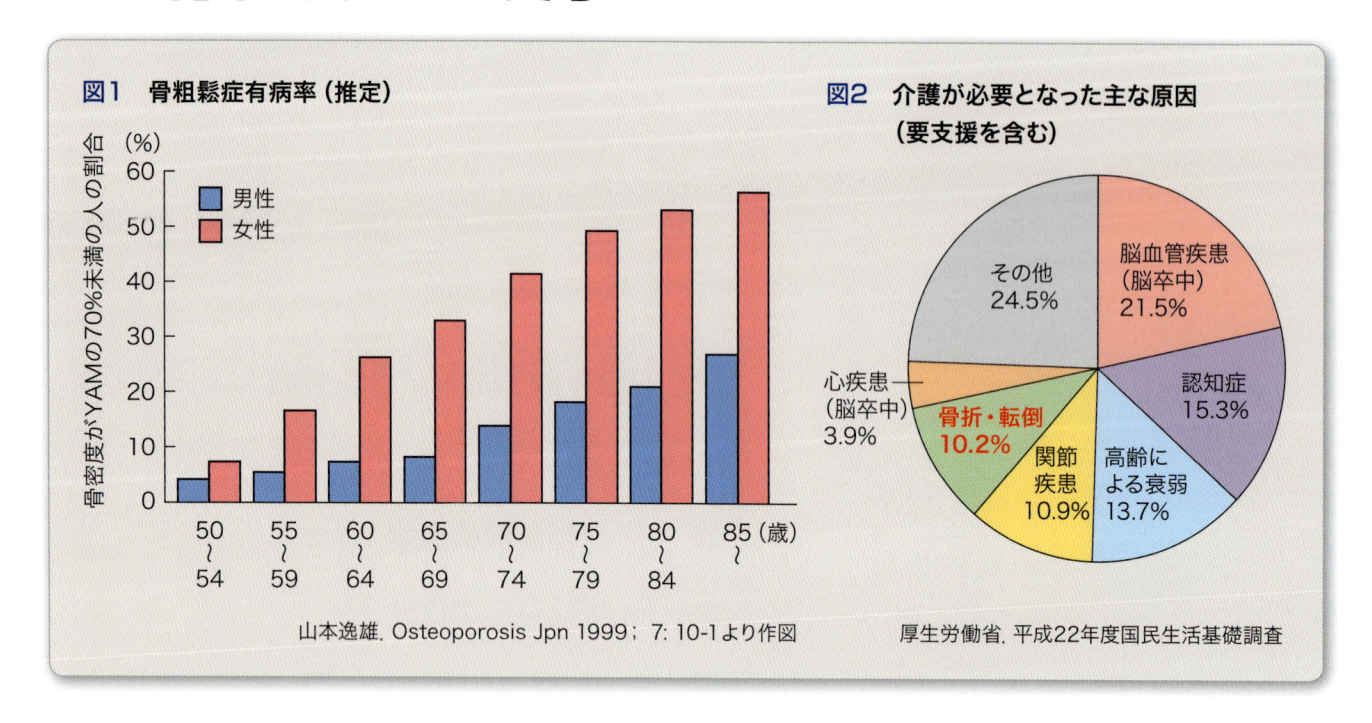

図1 骨粗鬆症有病率（推定）

山本逸雄. Osteoporosis Jpn 1999；7: 10-1より作図

図2 介護が必要となった主な原因（要支援を含む）

- その他 24.5%
- 脳血管疾患（脳卒中）21.5%
- 認知症 15.3%
- 高齢による衰弱 13.7%
- 関節疾患 10.9%
- 骨折・転倒 10.2%
- 心疾患（脳卒中）3.9%

厚生労働省. 平成22年度国民生活基礎調査

● **患者数推定 1,300 万人**

　骨粗鬆症は女性の閉経後や加齢に伴って増加し、50歳以上の女性の約25％、男性でも70歳を過ぎると少なくとも10％以上は骨粗鬆症の状態にあると考えられている（図1）。患者数は人口の高齢化とともに増加し、最新の報告ではわが国に約1,300万人の骨粗鬆症患者の存在が推定されている[1]。

　骨粗鬆症による骨折は決してまれではなく、50歳の女性がその後の人生で骨粗鬆症による骨折を起こす確率は、椎体圧迫骨折が37％、大腿骨近位部骨折が22％とされる[2]。骨粗鬆症による骨折の頻度は、心筋梗塞、脳卒中、癌などよりも高く、多くの女性が経験する。また、男性でも骨粗鬆症による骨折は珍しくなく、大腿骨近位部骨折発生数の1/5以上は男性である[1]。

● **骨折・転倒は寝たきりの大きな原因のひとつ**

　骨粗鬆症の患者は、骨折、慢性的な痛み、骨格の変形などのために、日常生活の動作が制限され、生活の質（QOL）が著しく損なわれる。特に、大腿骨近位部の骨折はQOLの低下への影響が大きく、骨折後の患者の半数は介護が必要になる。骨粗鬆症に関係する骨折や転倒は、介護が必要となった原因の10％を占め（図2）、脳血管疾患、認知症、高齢による衰弱、関節疾患に次いで多い寝たきりの原因である。さらに骨折後に生じる合併症によって死亡率も上昇する。

　かつては、骨粗鬆症を「正常」な老化過程のひとつとしてとらえ、治療の対象とはなりにくいと考える医師もみられた。ところが現在では、研究の進歩によって、予防や治療が可能な疾患と考えられるようになっている。一方、残念なことに、骨粗鬆症のリスクについての周知は徹底されておらず、リスクをもった人の多くが予防に関する情報提供や治療を受けていない。

2. 骨粗鬆症の定義

図3 骨粗鬆症の定義

骨強度の低下により骨折リスクの増加をもたらす骨疾患

骨強度 ＝ 骨密度 ＋ 骨質
　　　　　BMD　　微細構造
　　　　　　　　骨代謝回転
　　　　　　　　微小骨折
　　　　　　　　石灰化

NIH Consensus Statement, 2000

図4 正常な骨（左）と骨粗鬆症の骨（右）の電子顕微鏡写真

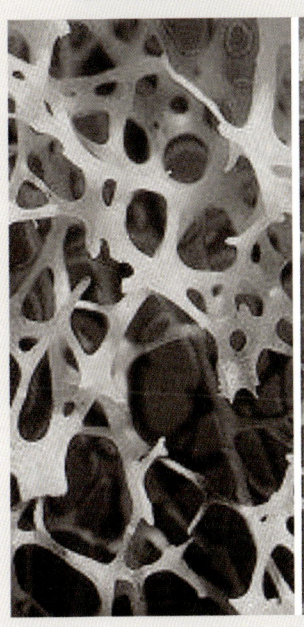

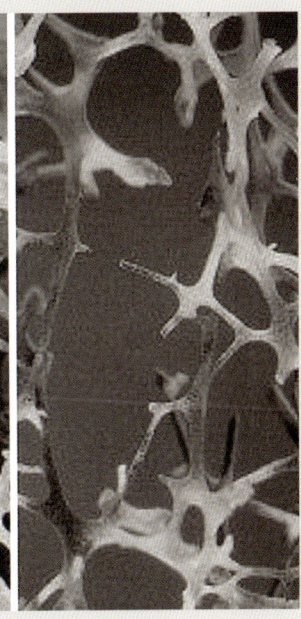

International Osteoporosis Foundation

● **骨折リスクの増加をもたらす骨疾患**

骨粗鬆症は古くからその存在が認識されていたが、1980年代までは脆弱性骨折を生じた例を骨粗鬆症と診断する傾向が強かった。ところが、1980年代の後半から骨塩定量の技術が飛躍的に進歩し、骨量の測定によって骨折を起こす前の段階で骨の脆弱性を評価することが可能になった。そこで、1990年代になり、国際的なコンセンサス会議で、骨粗鬆症は「骨量の減少と骨微細構造の破綻を特徴として、骨強度が低下して骨折のリスクが高くなる全身性骨疾患」であり、骨折は骨粗鬆症の結果として生じる合併症のひとつとする定義付けが行われた。

その後、骨強度の低下要因に関する理解がさらに深まり、2000年代に入って最初に開かれた骨粗鬆症コンセンサス会議で、骨粗鬆症を「骨強度の低下により骨折リスクの増加をもたらす骨疾患」とすることが提唱され（図3）、現在に至っている。

● **骨強度は骨密度と骨質で決まる**

骨粗鬆症患者の骨は、骨折を起こす前の段階では、外見的に正常な骨と形状が変わらず、区別がつきにくい。しかし、その内部は皮質骨が薄く、海綿骨の骨梁が細く、途切れた骨梁が多くなり、全体的に骨が脆弱化している（図4）。これまでの基礎実験や大規模な疫学研究から、骨の密度と強度、そして骨折リスクの間には強い関連があることが確認されている。骨強度の約70％は骨密度によって説明することができ、残りの30％は骨のマクロやミクロの構造、骨代謝回転、骨内部の微細な損傷、石灰化の状態、コラーゲンの状態などの「骨質」によって規定される。

3. 骨粗鬆症の病態

図5 骨リモデリング

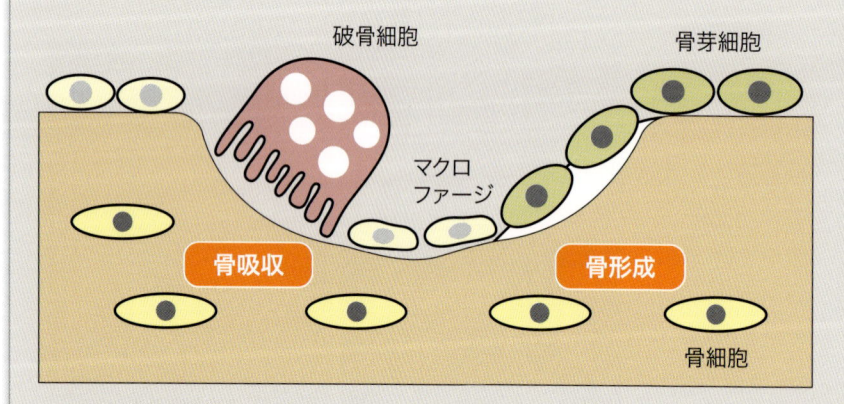

[図：破骨細胞、骨芽細胞、マクロファージ、骨細胞による骨吸収と骨形成の模式図]

骨リモデリング単位
- 大きさは長さ1～2mm、幅0.2～0.4mm
- 年間に300万～400万が新しく形成される
- 寿命は6～9ヵ月

骨が改造されるスピード
- 同一部位のリモデリングはおよそ2～5年ごと
- 皮質骨よりも海綿骨が早く置き替わる
- 年間に全身の骨格の約10%が改造される

骨リモデリング
- 骨吸収と骨形成による骨の改造
- 古い骨の損傷・力学的負荷への適応 → 骨の修復・改造

負のリモデリング・バランス
- 加齢 → 骨吸収＞骨形成 → 骨量減少、骨微細構造の劣化

Manolagas S. Endocr Rev 2000; 21: 115-37.

● **骨リモデリングの意義**

　骨は動的な器管で、血管に富み、盛んに代謝を行っている。骨の成長（モデリング）は思春期に成長板が骨化して停止し、成人期以降はマクロな形状はほとんど変化しない。ところが、成人期になってからも骨は常に吸収と形成を繰り返し、その構成成分は一定の期間で入れ替わっている（リモデリング）（図5）。リモデリングには、古い骨組織から新しい骨組織への置換、骨損傷の修復、荷重負荷などの外部環境の変化への適応、カルシウム恒常性維持のためのカルシウム動員などの意義がある。

　骨のリモデリングは、顕微鏡レベルの小さな領域で起こり（リモデリング単位）、破骨細胞による古い骨組織の吸収、骨芽細胞による類骨形成・石灰化と続く。骨吸収から骨形成に至る一連の期間は3～6ヵ月で、その後は同じ場所で次のリモデリングが起こるまで休止状態となる。骨形成を終えた骨芽細胞は骨組織の中に埋まって骨細胞となる。最近、骨細胞が骨代謝において重要な働きをしていることが明らかにされているが、骨粗鬆症の病態におけるその意義についてはこれからの課題である。

● **骨粗鬆症は負のリモデリング・バランス状態**

　リモデリングにおける骨吸収と骨形成は機能的に連関しており（骨吸収と骨形成のカップリング）、また、リモデリング単位で吸収される量と形成される量は等しくバランスがとれている。ところが骨粗鬆症では、形成される骨よりも吸収される骨が多い状態（負のバランス）になり、これが続くため骨の総量は徐々に減少する。骨格には200万～500万のリモデリング単位が存在するが、高骨代謝回転ではリモデリング単位の数が多い。このため、高骨代謝回転の骨粗鬆症では骨総量の減少速度が速くなりやすい。

　負のリモデリング・バランスは、骨の総量の減少とともに、構造的な劣化ももたらす。すなわち、海綿骨では骨梁が薄くなったり、連結性が断たれたりし、皮質骨では菲薄化と内部の孔が目立つようになる。

4. 骨粗鬆症でみられる骨折

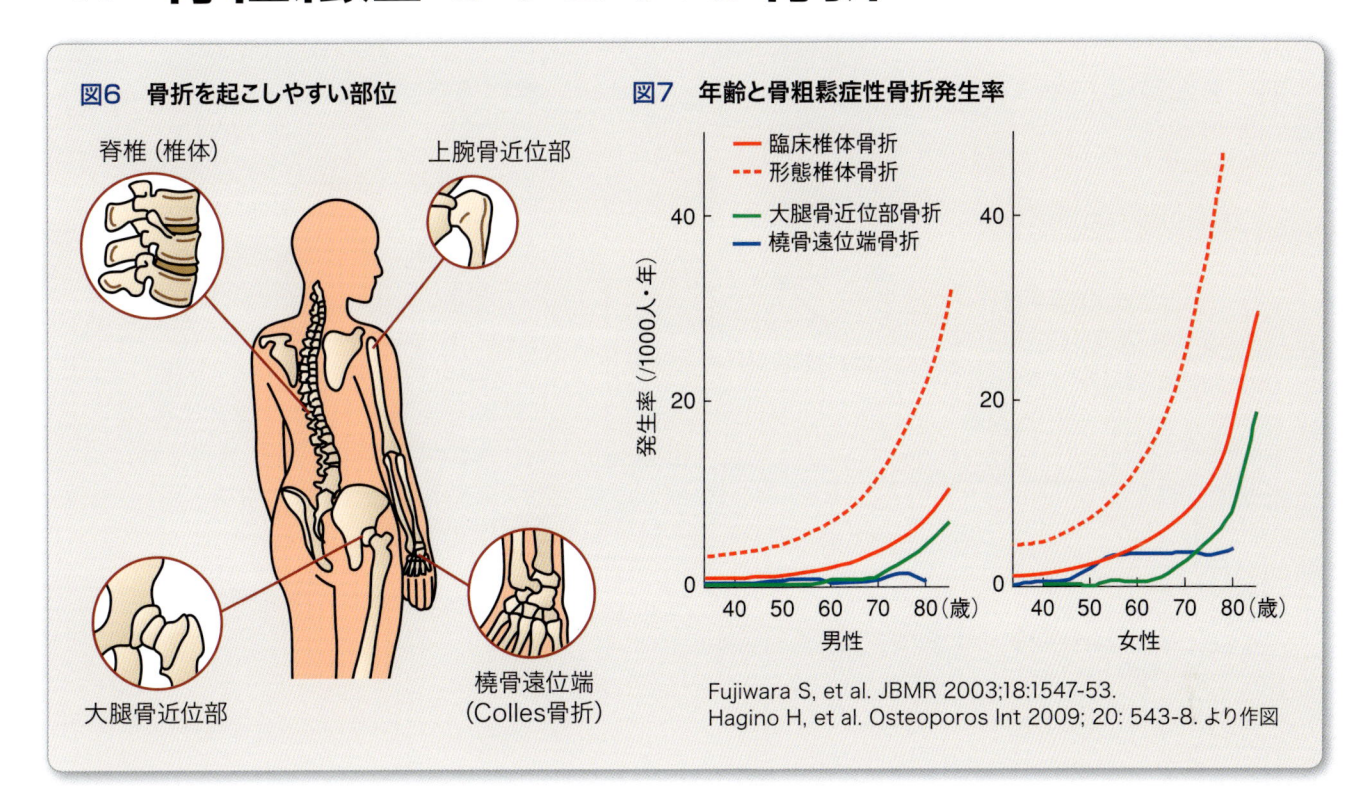

図6 骨折を起こしやすい部位

脊椎（椎体）
上腕骨近位部
大腿骨近位部
橈骨遠位端（Colles骨折）

図7 年齢と骨粗鬆症性骨折発生率

― 臨床椎体骨折
--- 形態椎体骨折
― 大腿骨近位部骨折
― 橈骨遠位端骨折

発生率（/1000人・年）

男性　女性

Fujiwara S, et al. JBMR 2003;18:1547-53.
Hagino H, et al. Osteoporos Int 2009; 20: 543-8. より作図

● 骨粗鬆症に伴う骨折

　骨粗鬆症では全身の様々な骨の強度が低下し、最近の報告によると顔面および頭蓋骨以外のほとんど全ての骨の脆弱性骨折が骨粗鬆症と関連する。特に、椎体、大腿骨近位部、橈骨遠位端は骨粗鬆性骨折を起こしやすい代表的部位である（図6）。骨粗鬆症に伴うその他の骨折には、上腕骨近位部、骨盤、脛骨近位部、足関節、鎖骨、肋骨などに生じるものがある。一方、中手骨、指節骨、橈骨近位端などの皮質骨が多い部位の骨が骨折を起こすことは少ない。

● 各骨折の特徴

　橈骨遠位端の骨折は50歳代に発生率が増加するが60歳以降での増加はみられない。椎体骨折も閉経後骨粗鬆症の早期からみられるが、橈骨遠位端骨折と異なり、年齢とともに発生率が増加する。大腿骨近位部骨折は橈骨や椎体の骨折よりも高齢になってから増加する特徴を持つ（図7）。

　大腿骨近位部骨折は、その発生部位から骨頭、頸部、頸基部、転子部（転子間）、転子下に分類される。骨粗鬆症では頸部骨折と転子部骨折が多い。90％以上は転倒が原因で起こり、ほとんどの例で外科的介入が必要となり、また運動障害が残ることも少なくない。大腿骨近位部骨折患者の約20％は1年以内に死亡、約25％は長期にわたる介護が必要となり、約50％は移動能力が完全に回復することはない[3]。

　椎体圧迫骨折は急な外力によって起こることもあるが、むしろ多数の微小骨折により段階的に起こることが多い。このため、エックス線写真で確認するまで気づかれていない骨折が珍しくない。痛みなどの臨床症状を伴って発症する臨床骨折に対して、エックス線写真で確認される骨折は形態骨折とよばれる。椎体骨折は骨折による変形の形状から、魚椎、楔状椎、扁平椎などに分類される。発生部位は胸椎中央部と胸腰椎後部に多い。

5. 骨粗鬆症の成因

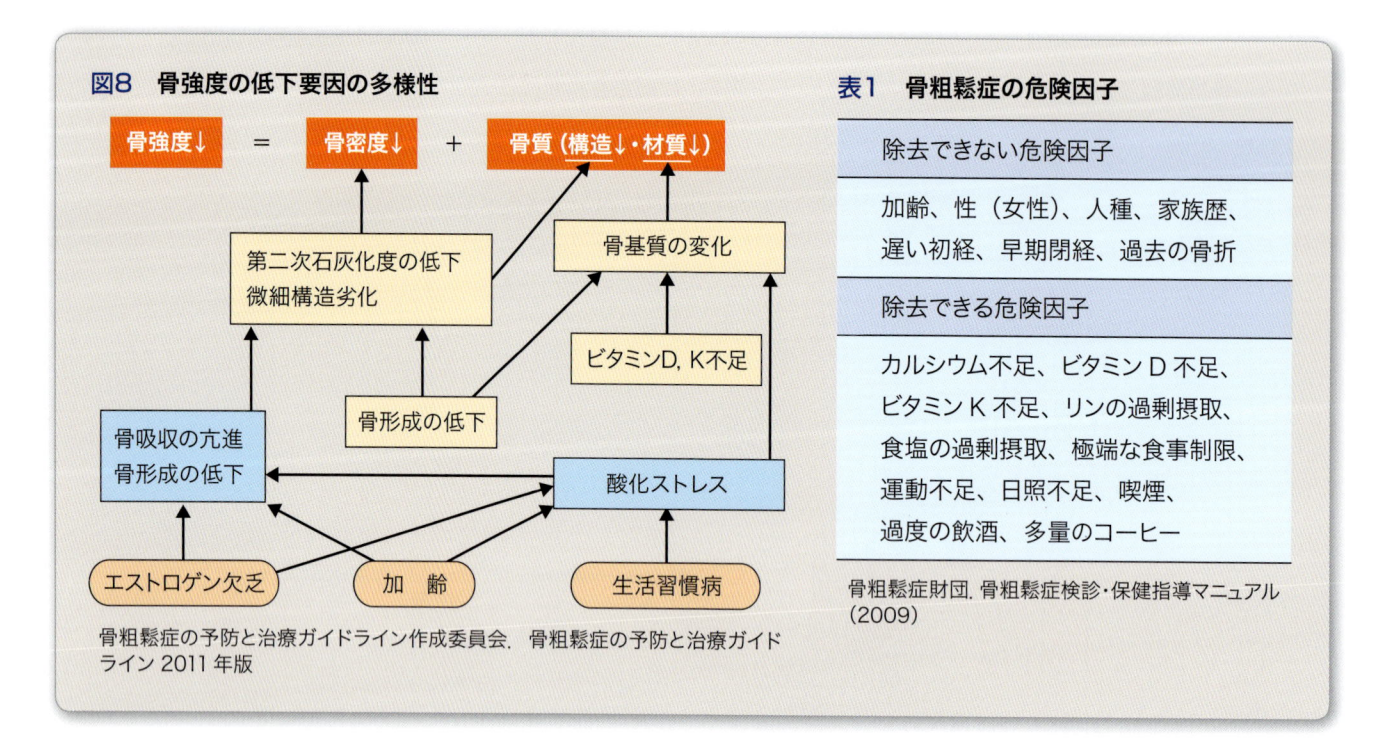

図8 骨強度の低下要因の多様性

骨強度↓ ＝ 骨密度↓ ＋ 骨質（構造↓・材質↓）

骨粗鬆症の予防と治療ガイドライン作成委員会．骨粗鬆症の予防と治療ガイドライン 2011年版

表1 骨粗鬆症の危険因子

除去できない危険因子
加齢、性（女性）、人種、家族歴、遅い初経、早期閉経、過去の骨折
除去できる危険因子
カルシウム不足、ビタミンD不足、ビタミンK不足、リンの過剰摂取、食塩の過剰摂取、極端な食事制限、運動不足、日照不足、喫煙、過度の飲酒、多量のコーヒー

骨粗鬆症財団．骨粗鬆症検診・保健指導マニュアル（2009）

● 骨強度の低下要因

骨粗鬆症の発症には遺伝的要因、加齢、閉経後のエストロゲン欠乏などの多くの要因が関係する。また、骨粗鬆症はライフスタイルとも密接に関連しており、生活習慣病のひとつでもある。

加齢や閉経は破骨細胞による骨吸収の亢進と骨芽細胞による骨形成の低下を招き、骨リモデリングにおける吸収量が形成量を上回る状態が続くと骨量が徐々に低下する。負のリモデリング・バランスは骨微細構造の劣化にもつながる。骨吸収が亢進し、骨リモデリングによる骨の入れ替わりが早くなると、全体の骨のなかで、比較的新しく二次石灰化度の低い骨の占める比率が高くなり、骨の硬度が低下する。さらに、加齢や閉経は生活習慣病とともに酸化ストレスや糖化の亢進をもたらし、コラーゲン分子間に老化型架橋を増加させ、骨強度を低下させる。ビタミンDやビタミンKの不足も骨基質蛋白の変化を介して骨の脆弱性を高める（図8）。

● 骨粗鬆症の危険因子

骨粗鬆症の危険因子には、女性、高齢、低骨密度、脆弱性骨折の既往（既存骨折）、カルシウムの摂取不足、運動不足、喫煙、過度の飲酒、骨折の家族歴、ステロイド薬などの薬物の使用などがある。

最大骨量は主として遺伝的に規定されており、個人差の半分以上が遺伝によって説明される。骨折の家族歴が骨粗鬆症の危険因子であるという事実も、骨粗鬆症の発症に遺伝的要因が関与していることを示唆している。また、詳しい原因は不明であるが、同じ骨密度を示していてもすでに脆弱性骨折がある人は、骨折のない人と比べて、新たに骨粗鬆性骨折を起こす率が高い。椎体骨折が1つあると、新しい椎体骨折を生じるリスクが5倍となり、複数の椎体骨折があるとリスクは12倍になる[3]。

危険因子のなかでも、カルシウムやビタミンDの摂取不足、極端なダイエット、運動不足、喫煙などは生活習慣の改善によって除去が可能である（表1）。

6. 骨粗鬆症の臨床像

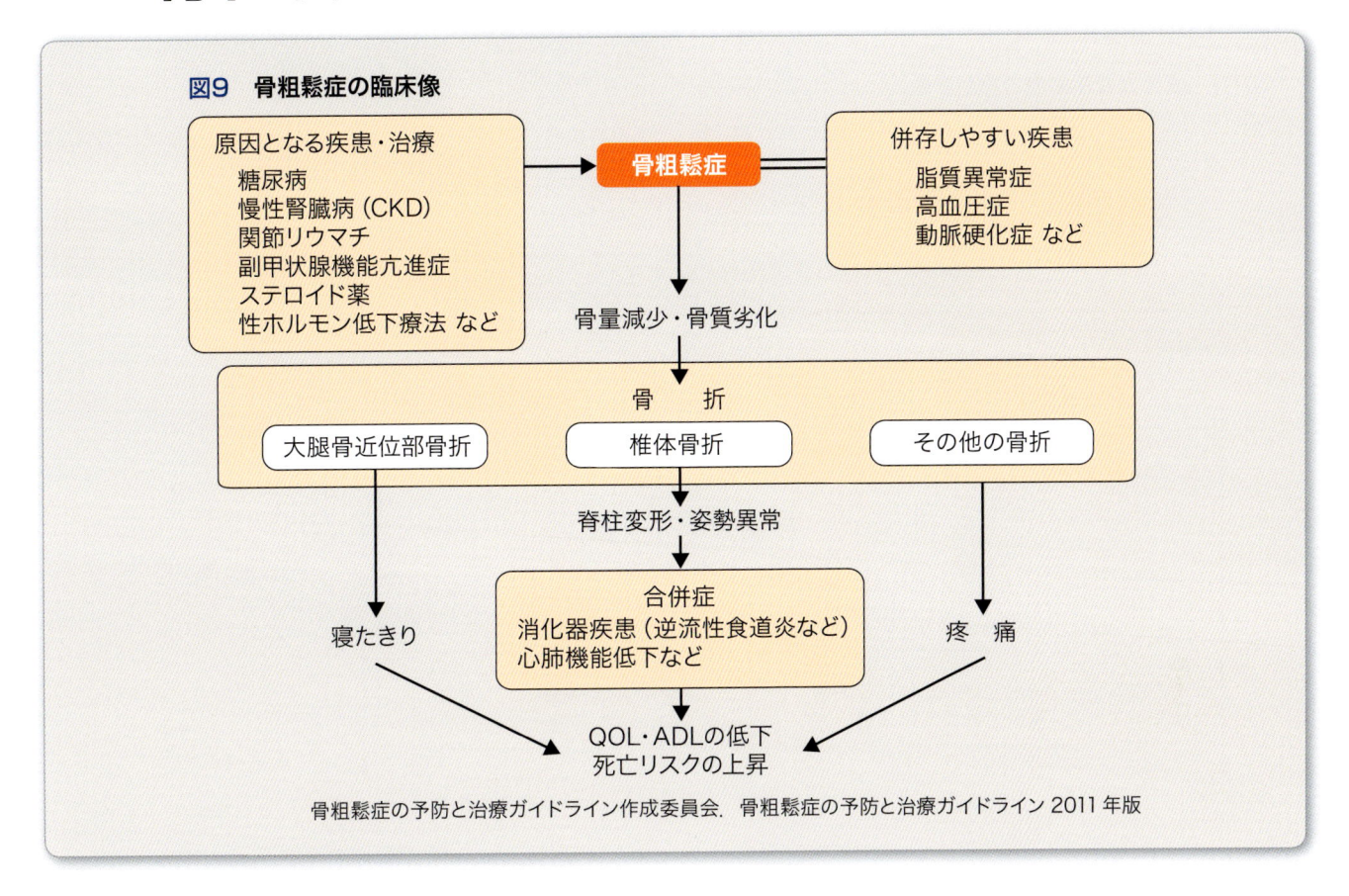

図9　骨粗鬆症の臨床像

```
原因となる疾患・治療              →  骨粗鬆症  ←  併存しやすい疾患
 糖尿病                                          脂質異常症
 慢性腎臓病 (CKD)                                高血圧症
 関節リウマチ                                    動脈硬化症 など
 副甲状腺機能亢進症
 ステロイド薬
 性ホルモン低下療法 など
                                    ↓
                              骨量減少・骨質劣化
                                    ↓
                                   骨 折
              ┌─────────────┬─────────────┐
         大腿骨近位部骨折      椎体骨折        その他の骨折
              │                ↓                │
              │          脊柱変形・姿勢異常      │
              │                ↓                │
              │             合併症              │
              │      消化器疾患（逆流性食道炎など）│
              │      心肺機能低下など            │
              ↓                ↓                ↓
           寝たきり                            疼 痛
                         QOL・ADLの低下
                         死亡リスクの上昇
```

骨粗鬆症の予防と治療ガイドライン作成委員会．骨粗鬆症の予防と治療ガイドライン 2011 年版

●様々な要因が複合する骨粗鬆症

　骨粗鬆症は何年にもわたって気付かれることなく、ゆっくりと、しかも確実に進行する。そして、最終的に特別な原因もなく骨折してはじめて、骨粗鬆症と認識されることが多い。しかし、骨折を起こす前の段階で、すでに骨量減少や骨質の劣化によって骨強度は低下しており、骨粗鬆症は始まっている。

　骨粗鬆症は加齢や閉経に伴ってみられる原発性骨粗鬆症と、他の疾患や薬物によって二次的に発症する続発性骨粗鬆症に分けられる。続発性骨粗鬆症の原因としては、糖尿病、慢性腎臓病、関節リウマチ、副甲状腺機能亢進症、ステロイド薬、性ホルモン低下療法などが挙げられる。高齢者では原発性の要因と続発性の要因が複合した状態となるのが一般的である。最近ではさらに、脂質異常症、高血圧症、動脈硬化症などの他の生活習慣病と骨粗鬆症が併存しやすいことも明らかになってきている（図9）。

●健康寿命を縮める骨粗鬆症

　骨粗鬆症による大腿骨近位部骨折は外科的な処置や早期のリハビリによって改善するが、骨折後に寝たきりとなったり、介護が必要となることも少なくない。椎体骨折は骨折が癒合した後も椎体変形が残り、脊柱の変形や姿勢の異常を来す。多くの患者が慢性的な腰背部痛を抱え、活動が制限されるようになる。椎体骨折が複数生じると、胸郭が変形し心肺機能が大きく制限され、また逆流性食道炎なども併発しやすくなる。骨折が起こると、次に新しい骨折が起こる率がさらに高まるため、骨粗鬆症性骨折の発生は繰り返しやすい。多発骨折によって活動が制限されると不動性の要因によってさらに骨の脆弱化が加速する。

　このように骨粗鬆症は、最初はほとんど無症状であるが、進行すると日常の生活動作でも骨折を起こすようになり、徐々にADL（日常生活動作）やQOLを低下させ、健康寿命を短縮させる。また、内臓機能の低下や肺炎などを招き、死亡率の上昇とも関連している。

7. 骨粗鬆症の診断

図10 原発性骨粗鬆症の診断手順

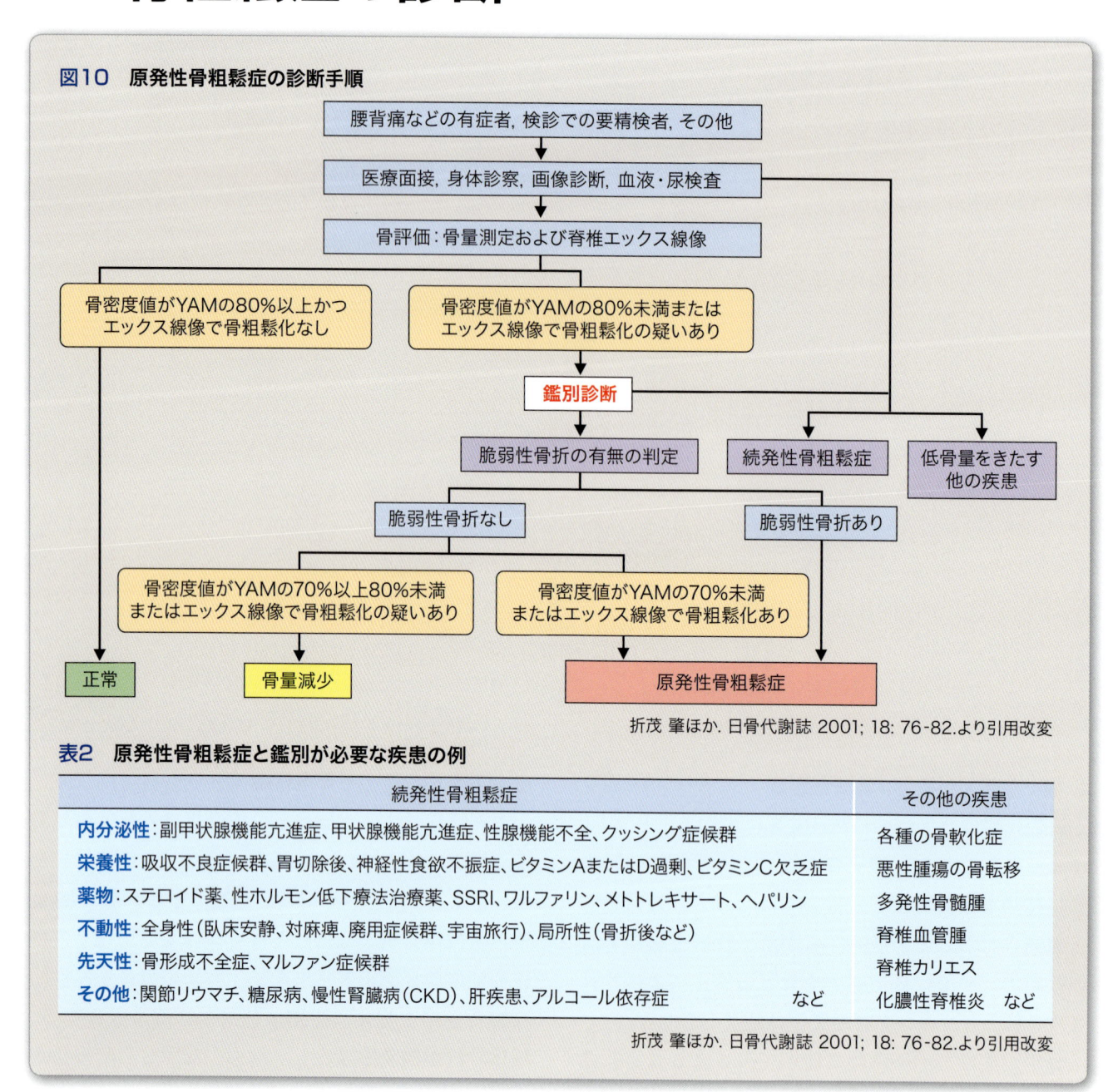

```
腰背痛などの有症者，検診での要精検者，その他
                    ↓
  医療面接，身体診察，画像診断，血液・尿検査
                    ↓
      骨評価：骨量測定および脊椎エックス線像
                    ↓
  ┌─────────────────┴─────────────────┐
  骨密度値がYAMの80％以上かつ      骨密度値がYAMの80％未満または
  エックス線像で骨粗鬆化なし        エックス線像で骨粗鬆化の疑いあり
                                         ↓
                                      鑑別診断
                                         ↓
                    ┌────────────────────┼──────────────┬──────────────┐
                    脆弱性骨折の有無の判定      続発性骨粗鬆症    低骨量をきたす
                                                              他の疾患
              ┌─────┴─────┐
           脆弱性骨折なし    脆弱性骨折あり
              ↓                ↓
  骨密度値がYAMの70％以上80％未満   骨密度値がYAMの70％未満
  またはエックス線像で骨粗鬆化の疑いあり  またはエックス線像で骨粗鬆化あり
    ↓           ↓                           ↓
  正常       骨量減少                    原発性骨粗鬆症
```

折茂 肇ほか. 日骨代謝誌 2001; 18: 76-82.より引用改変

表2 原発性骨粗鬆症と鑑別が必要な疾患の例

続発性骨粗鬆症	その他の疾患
内分泌性：副甲状腺機能亢進症、甲状腺機能亢進症、性腺機能不全、クッシング症候群	各種の骨軟化症
栄養性：吸収不良症候群、胃切除後、神経性食欲不振症、ビタミンAまたはD過剰、ビタミンC欠乏症	悪性腫瘍の骨転移
薬物：ステロイド薬、性ホルモン低下療法治療薬、SSRI、ワルファリン、メトトレキサート、ヘパリン	多発性骨髄腫
不動性：全身性（臥床安静、対麻痺、廃用症候群、宇宙旅行）、局所性（骨折後など）	脊椎血管腫
先天性：骨形成不全症、マルファン症候群	脊椎カリエス
その他：関節リウマチ、糖尿病、慢性腎臓病（CKD）、肝疾患、アルコール依存症　　など	化膿性脊椎炎　など

折茂 肇ほか. 日骨代謝誌 2001; 18: 76-82.より引用改変

● **骨粗鬆症の診断手順**

　骨粗鬆症の診断では、まず医療面接、身体診察、画像診断、血液・尿検査を行い、続いて骨量測定および脊椎エックス線写真により骨評価を行う（図10）。これらの結果に基づいて、続発性骨粗鬆症と低骨量を呈する他の疾患（表2）との鑑別診断を行った後、原発性骨粗鬆症の診断基準を適用して診断を確定する。

● **原発性骨粗鬆症の診断基準**

　原発性骨粗鬆症の診断基準2000年度版では脆弱性骨折がすでにある症例では骨密度値がYAMの80％未満、骨折のない症例では骨密度値がYAMの70％未満を骨粗鬆症と判定する。脆弱性骨折がなく骨密度の低下が軽度（YAMの70％以上80％未満）の場合は骨量減少とする。

　このように、原発性骨粗鬆症の診断は、他の類似疾患を鑑別し、脆弱性骨折の有無と骨量の評価結果に基づいて行われる。

　2012年度改訂版の原発性骨粗鬆症の診断基準については巻末に掲載しているので参照されたい。

8. 骨折リスクの総合的評価

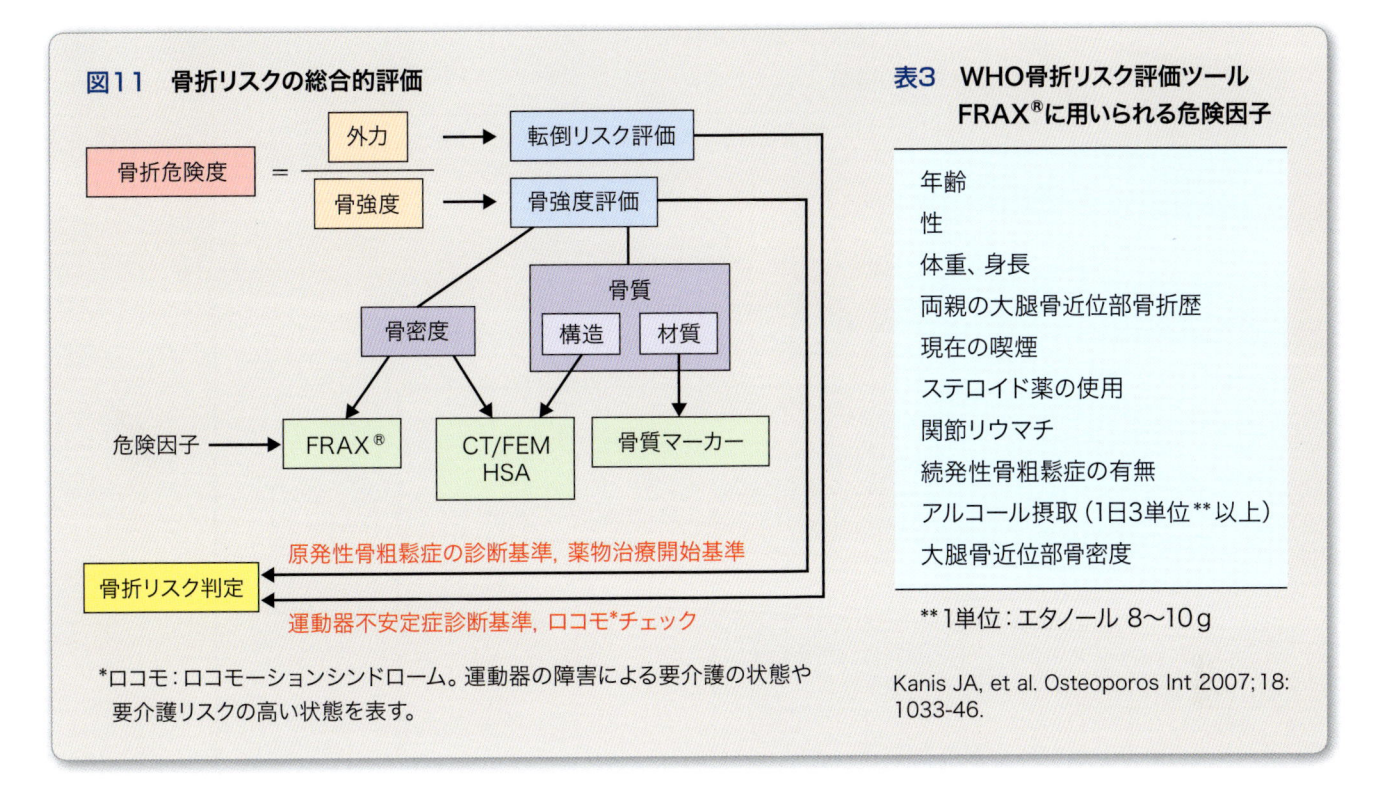

図11　骨折リスクの総合的評価

骨折危険度 = 外力 / 骨強度

外力 → 転倒リスク評価
骨強度 → 骨強度評価

骨強度評価 → 骨密度、骨質（構造、材質）

危険因子 → FRAX®
骨密度・構造 → CT/FEM HSA
材質 → 骨質マーカー

骨折リスク判定
- 原発性骨粗鬆症の診断基準, 薬物治療開始基準
- 運動器不安定症診断基準, ロコモ*チェック

*ロコモ：ロコモーションシンドローム。運動器の障害による要介護の状態や要介護リスクの高い状態を表す。

表3　WHO骨折リスク評価ツールFRAX®に用いられる危険因子

年齢
性
体重、身長
両親の大腿骨近位部骨折歴
現在の喫煙
ステロイド薬の使用
関節リウマチ
続発性骨粗鬆症の有無
アルコール摂取（1日3単位**以上）
大腿骨近位部骨密度

**1単位：エタノール 8～10g

Kanis JA, et al. Osteoporos Int 2007; 18: 1033-46.

● 骨折リスクの評価（図11）

骨折のリスクは骨の強度と骨に加わる外力の大きさとのバランスによって決まり、骨強度より大きな外力が負荷されたときに骨折が生じる。骨強度が骨密度と骨質によって規定されることは前述のとおりである。

骨密度はDXAなどによって測定される。骨質のうちで構造特性については、DXAやQCTで得られた密度の二次元あるいは三次元の分布状態から、ある程度の評価ができるようになっている。QCTと有限要素法（finite element method: FEM）を用いた方法や、DXAを使って大腿骨近位部のジオメトリー指標を求める方法（HSA）がこれらに相当する。近年では高分解能のpQCTやMRIを使って皮質骨や海綿骨の微細構造を評価することもできるようになってきている。一方、骨質のうちで材質特性に関する評価法についてはまだ研究段階であるが、骨基質蛋白であるコラーゲンの架橋状態を表す血中マーカー（ペントシジン）や、オステオカルシンのグラ化の状態を表す血中マーカー（低カルボキシル化オステオカルシン）が候補として挙げられている。

● 転倒リスクの評価

骨に加わる外力も骨折リスクに関わる大きな要素である。橈骨遠位端や大腿骨近位部の骨折の多くは転倒に伴って発生し、転倒のリスクは骨に加わる外力の大きさ、すなわち骨折のリスクに直接関連する。転倒のリスクには骨粗鬆症による骨折、変形性の脊椎症・関節症などの運動器疾患のほかに、神経疾患や睡眠導入薬・精神安定薬などの服薬状況が関与する。運動器疾患のために転倒リスクが高まった状態は運動器不安定症とよばれ、一定の運動機能評価法などを使って診断される。

骨粗鬆症の骨折リスクは、骨量測定を中心とした骨強度の評価のほかに、転倒リスクの評価、さらには疫学データから明らかにされている危険因子（表3）を組み合わせて総合的に評価される。

9. 骨粗鬆症の治療

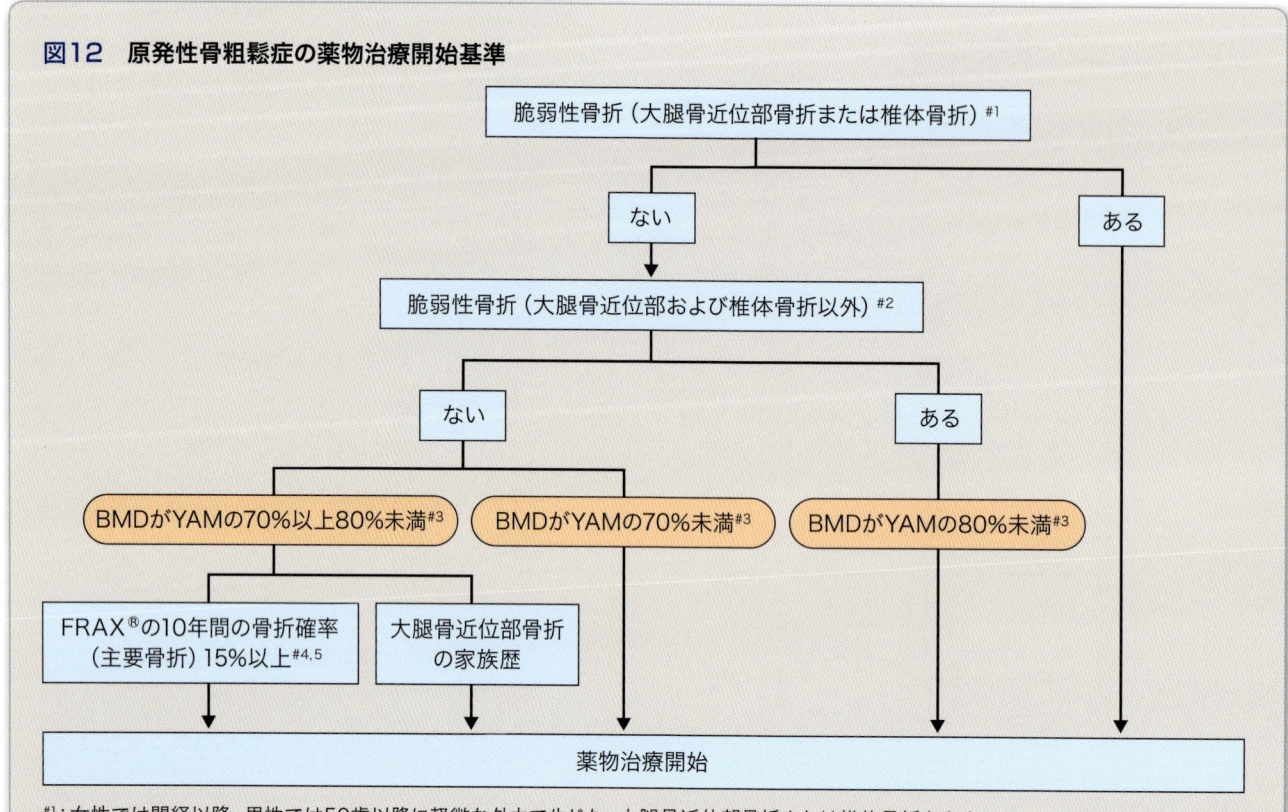

図12 原発性骨粗鬆症の薬物治療開始基準

```
                    脆弱性骨折（大腿骨近位部骨折または椎体骨折）#1
                              │
                    ┌─────────┴─────────┐
                   ない                 ある
                    │                    │
         脆弱性骨折（大腿骨近位部および椎体骨折以外）#2
                    │
          ┌─────────┴─────────┐
         ない                 ある
          │                    │
   ┌──────┴──────┐             │
BMDがYAMの       BMDがYAMの   BMDがYAMの
70%以上80%未満#3  70%未満#3    80%未満#3
   │                │             │
┌──┴──┐             │             │
FRAX®の10年間の  大腿骨近位部     │
骨折確率（主要骨折）骨折の家族歴   │
15%以上#4,5        │             │
   │                │             │
   └────────┴───────┴─────────────┘
                    │
              薬物治療開始
```

#1: 女性では閉経以降，男性では50歳以降に軽微な外力で生じた，大腿骨近位部骨折または椎体骨折をさす。
#2: 女性では閉経以降，男性では50歳以降に軽微な外力で生じた，前腕骨遠位端骨折，上腕骨近位部骨折，骨盤骨折，下腿骨骨折または肋骨骨折をさす。
#3: 測定部位によってはTスコアの併記が検討されている。
#4: 75歳未満で適用する。また，50歳代を中心とする世代においては，より低いカットオフ値を用いた場合でも，現行の診断基準に基づいて薬物治療が推奨される集団を部分的にしかカバーしないなどの限界も明らかになっている。
#5: この薬物治療開始基準は原発性骨粗鬆症に関するものであるため，FRAX®の項目のうち糖質コルチコイド，関節リウマチ，続発性骨粗鬆症にあてはまる者には適用されない。すなわち，これらの項目がすべて「なし」である症例に限って適用される。

骨粗鬆症の予防と治療ガイドライン作成委員会．骨粗鬆症の予防と治療ガイドライン 2011年版

● **骨粗鬆症治療の目的**

骨粗鬆症治療の目的は合併症としての骨折を予防し，骨格全体の健康を維持することである。骨折リスクの低下には，骨強度の維持・増強および転倒などの骨強度以外の骨折危険因子に対する対策が重要である。骨強度の維持・増強には運動習慣や適切な食生活を含めた生活習慣の確立が基本で，骨折の危険因子が高まった状態では早めに薬物治療を開始することにより，骨折を予防できる。

● **薬物治療開始基準**

原発性骨粗鬆症の薬物治療開始基準（図12）は、診断基準による判定結果に骨粗鬆症の危険因子を併せた内容で、一定の危険因子を有する場合は、骨量減少の段階での治療開始が推奨されている。危険因子のなかでも大腿骨近位部骨折の家族歴は他の因子よりも影響が強いため単独で基準が満たされる。他の危険因子の評価にはFRAX®（WHO骨折評価ツール）の利用が勧められている。FRAX®とは個人の10年以内の骨折確率を予測する計算ツールで、11の骨折危険因子（表3）から疫学データに基づいて骨折確率が計算される。

10. 治療効果の評価

表4　治療効果の評価方法

治療効果の評価方法
骨量：測定精度、測定部位、骨折リスク低下との関連 骨代謝：骨代謝マーカーの利用 椎体の変形と骨折：エックス線写真 骨折の予防 QOLの維持・向上
治療効果の判定に適した骨量測定法
測定精度の高い方法 治療による変化量が大きい部位　　→　腰椎正面DXA 骨折すると臨床的な影響が大きい部位　　　大腿骨近位部DXA

● 骨密度と骨代謝マーカーの利用

骨粗鬆症治療の目的は骨折を予防してQOLの維持・向上を図ることであり、臨床試験における骨粗鬆症の治療効果は骨折発生率の低下により判断される。ところが、個々の患者レベルで骨折が予防できていることを判断するのは難しい。治療効果を評価するための最も合理的な判定指標は骨密度である。治療による骨密度の上昇量と骨折の抑制率はやや解離はするものの、治療後の骨密度の経過観察は治療薬の変更や中止を含めた臨床的判断のために重要である。一方、その変化は徐々にみられるため、薬物治療開始後少なくとも6ヵ月程度経たないと変化をとらえることができない。早期に薬物に対する反応の有無を確認したいときは骨代謝マーカーを利用する。

● 経過観察

経過観察のタイミングは、骨量の変化速度と測定の精度によって決められる。一般的には、骨量測定の測定誤差（測定再現性）から最小有意変化を求めて、最小有意変化の量を経過観察時の検出限界の目安とすることが推奨されている。骨量測定の測定誤差は、機種、被検者、測定担当者などによって変わるため、装置の導入時などに求めておくことが望ましい。

経過観察のための骨量測定法としては、腰椎正面DXA、次いで大腿骨近位部DXA（total hip）が標準的である。腰椎DXAの測定再現性を1～2%とした場合、ステロイド薬治療の開始直後や閉経周辺期で急激な骨量減少がみられた際には半年後の検査で検出できる可能性がある。ビスホスホネートなどによる治療開始後は1～2年間での増加が大きいため、最初は半年～1年後に経過観察するのが一般的である。治療にもかかわらず骨量が減少しているような場合は、コンプライアンスや服用方法の確認が望ましい。それ以降で特に骨量の急激な変化を来す要因がない場合は、1～2年あるいはそれ以上の間隔の経過観察でも十分と思われる。

【文献】　1) 骨粗鬆症の予防と治療ガイドライン作成委員会. 骨粗鬆症の予防と治療ガイドライン2011年版. 東京：ライフサイエンス出版；2011.
2) 萩野浩ほか. A-TOP研究会報告. 2005.
3) 中村利孝（監訳）. 骨粗鬆症 診断・予防・治療ガイド. 東京：メディカル・サイエンス・インターナショナル；2007.

資料

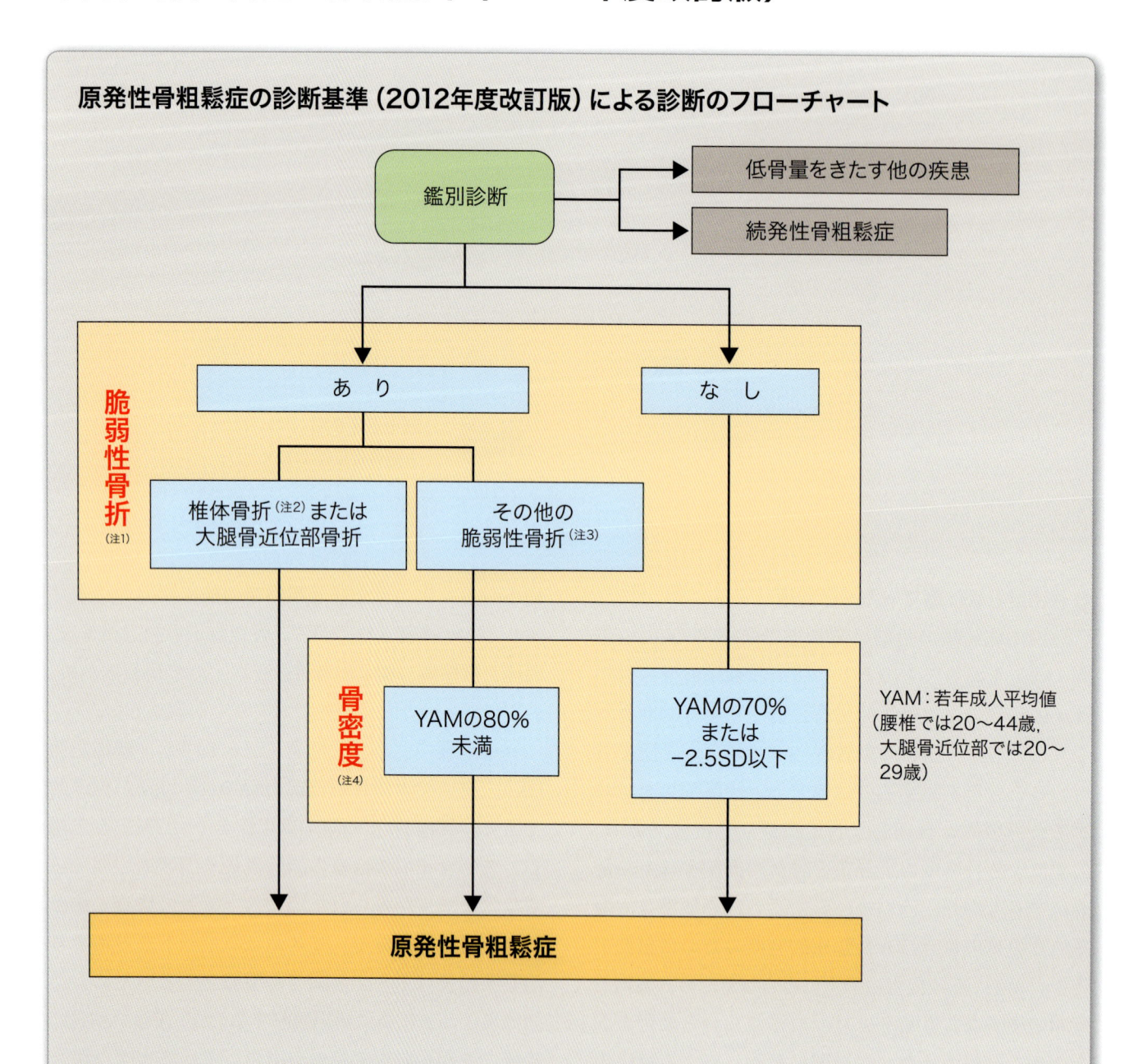

原発性骨粗鬆症の診断基準（2012年度改訂版）

原発性骨粗鬆症の診断基準（2012年度改訂版）による診断のフローチャート

```
                    鑑別診断 ──→ 低骨量をきたす他の疾患
                      │     ──→ 続発性骨粗鬆症
              ┌───────┴───────┐
             あり              なし
      ┌───────┴───────┐         │
  椎体骨折(注2)または    その他の      │
  大腿骨近位部骨折      脆弱性骨折(注3) │
        │              │         │
        │         YAMの80%    YAMの70%
        │          未満       または
        │                    －2.5SD以下
        │              │         │
        └──────────────┴─────────┘
                    │
              原発性骨粗鬆症
```

脆弱性骨折（注1）　骨密度（注4）

YAM：若年成人平均値（腰椎では20〜44歳，大腿骨近位部では20〜29歳）

注1　軽微な外力によって発生した非外傷性骨折。軽微な外力とは，立った姿勢からの転倒か，それ以下の外力をさす。
注2　形態椎体骨折のうち，3分の2は無症候性であることに留意するとともに，鑑別診断の観点からも脊椎X線像を確認することが望ましい。
注3　その他の脆弱性骨折：軽微な外力によって発生した非外傷性骨折で，骨折部位は肋骨，骨盤（恥骨，坐骨，仙骨を含む），上腕骨近位部，橈骨遠位端，下腿骨。
注4　骨密度は原則として腰椎または大腿骨近位部骨密度とする。また，複数部位で測定した場合にはより低い％値またはSD値を採用することとする。腰椎においてはL1〜L4 またはL2〜L4 を基準値とする。ただし，高齢者において，脊椎変形などのために腰椎骨密度の測定が困難な場合には大腿骨近位部骨密度とする。大腿骨近位部骨密度には頸部またはtotal hip (total proximal femur)を用いる。これらの測定が困難な場合は橈骨，第二中手骨の骨密度とするが，この場合は％のみ使用する。

【付　記】
骨量減少（骨減少）[low bone mass (osteopenia)]：骨密度が－2.5SD より大きく－1.0SD 未満の場合を骨量減少とする。

原発性骨粗鬆症の診断基準（2012年度改訂版）. Osteoporosis Jpn 2013; 21: 9-21. より作図

日本人における骨密度のカットオフ値（g/cm²）(注1)

女性

部 位	機 種	骨密度 （YAM±SD）	YAMの80%に 相当する骨密度値	骨粗鬆症の カットオフ値 (注2)
腰 椎 （L1〜L4）	QDR*	0.989±0.112	0.791	0.709
	DPX*	1.152±0.139	0.922	0.805
	DCS-900*	1.020±0.116	0.816	0.730
腰 椎 （L2〜L4）	QDR	1.011±0.119	0.809	0.708
	DPX	1.192±0.146	0.954	0.834
	DCS-900*	1.066±0.126	0.853	0.751
	XR	1.040±0.136	0.832	0.728
	1X	1.084±0.129	0.867	0.758
大腿骨頸部	QDR*	0.790±0.090	0.632	0.565
	DPX*	0.939±0.114	0.751	0.654
	DCS-900*	0.961±0.114	0.769	0.676
Total hip	QDR*	0.875±0.100	0.700	0.625
	DPX*	0.961±0.130	0.769	0.636
	DCS-900*	0.960±0.114	0.768	0.675
橈 骨	DCS-600	0.646±0.052	0.517	0.452
	XCT-960 (注3)	405.36±61.68	324.29	283.75
	pDXA	0.753±0.066	0.602	0.527
	DTX-200	0.476±0.054	0.381	0.333
第二中手骨	CXD (注4)	2.741±0.232	2.193	1.919
	DIP (注4)	2.864±0.247	2.291	2.005

男性

部 位	機 種	骨密度 （YAM±SD）	YAMの80%に 相当する骨密度値	骨粗鬆症の カットオフ値 (注2)
橈 骨	DCS-600	0.772±0.070	0.618	0.540
	DTX-200	0.571±0.065	0.457	0.400
第二中手骨	DIP (注4)	2.984±0.294	2.387	2.089

注1　1996年度改訂版診断基準のデータに2006年のデータ（*印で示す機種）を追加、変更した。
注2　脆弱性骨折のない場合のカットオフ値（YAMの70%または−2.5SD）を示す。
注3　XCT-960：mg/cm³
注4　CXD、DIP：mmAl

原発性骨粗鬆症の診断基準（2012年度改訂版）. Osteoporosis Jpn 2013; 21: 9-21.

索　引

ア行

異物　42, 43, 53, 61, 74

カ行

解析結果　52, 73
核医学検査　32, 33
経過観察　13, 35, 48, 49, 51, 53, 99
頸部 (narrow neck)　82, 83, 85, 86
検査の適応外　33, 34
骨塩　10, 91
　──量　10, 24
骨幹部　65, 69, 70, 73, 75, 76, 82〜87
　──軸　75〜77, 84, 85
骨基質　10
　──蛋白　94
骨強度　75, 76, 91, 95, 97, 98
　──の低下要因　94
骨質　91, 94, 95, 97
骨シンチグラフィ製剤　33
骨折リスク　91, 97
骨粗鬆症の危険因子　94
骨代謝回転　13, 91
　高──　92
骨密度　10, 91, 94, 97, 99
　──の左右差　55
骨リモデリング　92, 94
骨量　10, 12, 21, 22, 24, 91, 99
　──指標　10, 12, 66
骨領域　23, 46, 50, 51, 67, 72
骨輪郭　49, 50, 51, 63, 71
　──の不一致　49
固定具　54, 56〜58
コンペアモード　35, 49

サ行

再解析　14, 52
　要──の原因　53, 74
　要──率　14, 53, 74
　要──例　50, 71, 72
再較正　28
再スキャン　14, 42, 49, 53, 61, 74
　要──の原因　53, 74
　要──率　14, 53, 74
　要──例　42, 61
再設定　84
座屈比　75, 76, 81〜83, 86, 87

スキャン

　──データの不良　49
　──範囲　41, 60
　──方式　40
　──モード　39, 60
前捻角　54, 56〜58, 60
造影剤　32, 34
測定精度
　骨量測定の BMD の──　86
　大腿骨近位部 BMD の──　62
　HSA の──　86, 87
測定値の再現性　58

タ行

大腿骨近位部　15, 30, 55, 56, 63, 66, 73, 75, 93, 97, 99
　──（の）骨折　13, 78, 90, 93, 95, 97, 98
　──骨密度　97
　──スキャン　60
　──スキャンのチェックリスト　59
　──トータル　83
　──における各骨量指標　66
　──の要再スキャン・要再解析率　74
　──のデータ解析チェックリスト　74
　──BMD　58, 87
　──BMD の測定精度　62
　──BMD の定量領域　65
大腿骨頸部　15, 58〜60, 63〜65, 71, 73, 75〜78, 82
　──軸　63〜65, 71〜73, 76, 85
　──軸長　75〜78, 86
　──軸の設定　64
　──長　76, 77
　──幅　76, 77
　──BMD　55, 62, 68, 72
　──ROI　60〜65, 71〜74, 85
　──ROI の設定　64
大腿骨前捻角の再現性　57, 58
大腿骨トータル BMD　68
体動　42, 49, 53, 61, 74
断面 2 次モーメント　75, 76, 80〜83, 86, 87
断面係数　75, 76, 81〜83, 86, 87
断面積　75, 76, 79, 80, 86
チェックリスト
　大腿骨近位部スキャンの──　59
　大腿骨近位部のデータ解析──　74

腰椎スキャンの―― 38
　　腰椎のデータ解析―― 53
椎間設定　36, 45, 53
椎体（の）同定　44, 53
転子間部　65, 66, 73, 76, 82, 83, 85, 86
転子部　58, 65, 66, 69, 73, 77, 78, 93
転倒リスク　97
トータル　15, 58, 60, 65, 66, 72, 73, 74
　　――BMD　61, 62, 65, 68, 83, 86

ナ行
内旋位　54, 57, 60, 62

ハ行
ファントム　12, 28, 37, 48
ベースラインの設定　67
ベースライン領域　25, 34, 42, 46, 62, 67, 71
変動係数　29
ボーンエッジ
　　――（の）確認　45, 63, 71, 72
　　――の検出　24
　　――の不良　50, 72, 74

ヤ行
薬物治療開始基準　98
有限要素法　97
腰椎　15, 18
　　――スキャンのチェックリスト　38
　　――のスキャン範囲　41
　　――のデータ解析チェックリスト　53

ワ行
ワード三角　65, 66, 72, 73

欧文
AHA (advanced hip assessment)　75～78, 84
　　――における再設定　84
BMC　10, 24
BMD　10
　　大腿骨近位部――　58, 87
　　大腿骨頚部――　55, 62, 68, 72
　　大腿骨トータル――　68
　　トータル――　61, 62, 65, 68, 83, 86
buckling ratio　75, 76, 81, 82
CSA (cross sectional area)　75, 76, 79

CSMI (cross sectional moment of inertia)　75, 76, 80～82
CV (coefficient of variation)　29, 30
　　腰椎 BMD の――　31
CXD　11
DICOM　16
DIP　11
DPA　11, 13
FEM (finit element method)　97
FSI (femur strength index)　75, 77
global ROI　61, 67～71, 85
　　――の偏り　53
　　――の設定　44, 63, 68, 69, 70
　　――の不良　74
　　――方式　25, 46, 47
　　――方式の注意点　48
HAL (hip axis length)　75～78
HSA (hip structural analysis)　76～78, 97
　　――指標　82, 83
　　――の測定精度　86, 87
IVA　18
LSC (least significant change)　30, 31
LVA　18
MD　11
MRI　32, 97
narrow neck　82, 83
PACS　16
pQCT　12, 13, 97
profile center of mass　80, 81
QC (quality control)　14, 28
QCT　11, 12, 97
QUS　11～13
RA　11～13
regional ROI　76, 84, 85
　　――の再設定　84
　　――の設定法　85
RMS (root mean square)　29
ROI (region of interest)　46
scan area 方式　25, 46
　　――の注意点　47
section modulus　75, 76, 81
SPA　11
SXA　11～13, 21
UCL　30

企　画　公益財団法人 骨粗鬆症財団
監　修　福永 仁夫　川崎医科大学 学長
執　筆　友光 達志　川崎医療短期大学放射線技術科 准教授
　　　　曽根 照喜　川崎医科大学放射線医学（核医学）教授

写真提供／協力
公益財団法人 骨粗鬆症財団、友光達志、キヤノンライフケアソリューションズ㈱、
GEヘルスケア・ジャパン㈱、東洋メディック㈱、富士フイルム㈱

イラスト　八重樫チヒロ

図説　DXAによる骨量測定―腰椎と大腿骨近位部―

2013年3月1日　　第1版第1刷 発行
2024年3月1日　　第1版第3刷 発行

企　画　公益財団法人 骨粗鬆症財団
　　　　〒103-0011　東京都中央区日本橋大伝馬町2-14
　　　　TEL：03-5640-1841　FAX：03-5640-1840

発　行　ライフサイエンス出版株式会社
　　　　〒156-0043　東京都世田谷区松原6-8-7
　　　　TEL：03-6275-1522　FAX：03-6275-1527

印　刷　株式会社八紘美術

Ⓒ Life Science Publishing 2013
ISBN978-4-89775-314-0

JCOPY〈（社）出版者著作権管理機構 委託出版物〉
本書の無断複写は著作権法上での例外を除き禁じられています。複写される場合は，そのつど事前に，（社）出版者著作権管理機構（電話 03-5244-5088, FAX 03-5244-5089, e-mail：info@jcopy.or.jp）の許諾を得てください。